Q1 髪の毛の役割って何ですか？

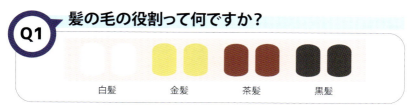

髪色と肌の見え方の違い

頭髪や顔面の毛は,人の外見や,そこから周囲に与える印象を決める重要な要素です。日本人の多くの場合,黒髪は肌色と髪の毛のコントラスト(明度,彩度)が大きく,目立ちます。白髪や茶髪は,肌色と髪の毛のコントラストが小さく,比較的目立ちません。

Q5 pHと髪の毛の関係を教えてください。

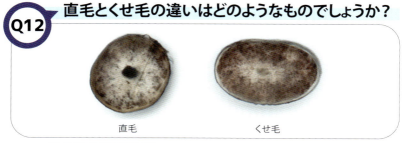

髪の毛のpHと化学のpH

髪の毛では,pHが"4.5〜5.5"の状態を中性にあたるとして,「毛髪の等電点」と呼びます。

Q12 直毛とくせ毛の違いはどのようなものでしょうか？

直毛　　　くせ毛

髪の毛の断面の違い

髪の毛の断面が変形するのは,毛根の形が変形していることが原因で,くせが強いほど変形の度合いは大きくなっています。

Q14 シャンプーの違いによって効果は違うのですか？どんな製品があって、どれを選んだら良いですか？

健康毛　カラー毛　ハイブリーチ毛　パーマ毛　縮毛矯正

化学・熱処理を伴う美容処理をした髪の毛の表面

健康な髪の毛ではキューティクルが接着しています(V)。ヘアカラーやパーマ施術による髪の毛のダメージにより、キューティクルのリフトアップ(めくれ)(P, S)が起きたり、さらにキューティクルが完全に剥離し(C)、最終的に繊維がバラバラになる場合もあります(H)。これらのダメージを進行させないためにも、ヘアカラーやパーマ向けのシャンプー製品では、ダメージの少ない洗浄成分(アミノ酸系界面活性剤など)をメインとし、コンディショニング成分が高濃度で配合されているものが多くなっています。

Q21 アイロンやドライヤー等による熱のダメージはケアできますか？

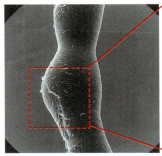 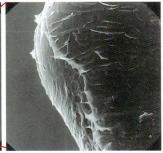

高温で処理し、損傷した髪
タンパク質が熱によって変性し、こぶのようなかたちになっています。

Q28 ブリーチ, ヘアカラー, ヘアマニキュアの違いは何ですか?

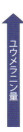
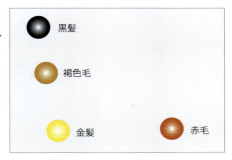

ユウメラニンとフェオメラニンの含有量による髪色の発色の違い

ヒトの髪の毛の色は,2種類のメラニン色素によって生み出されています。ユウメラニンの量が多い順に毛の色は黒髪,褐色毛,金髪,銀髪(グレー)になり,まったくメラニン顆粒がない場合,白髪になります。赤毛では,ユウメラニンに加えて,フェオメラニンという赤いメラニン色素がつくられています。

Q28 ブリーチ, ヘアカラー, ヘアマニキュアの違いは何ですか?

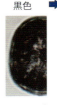
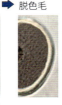
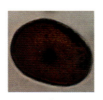

黒色 ➡ 脱色毛　　ブリーチ　　ヘアカラー　　ヘアマニキュア

ブリーチ・ヘアカラー・ヘアマニキュアによる脱色毛の断面および染色毛の断面

黒髪では,ブリーチをした髪の毛の断面は色素が分解されて明るい外観となるのが特徴です。ヘアカラーをした髪の毛は,中心部(メデュラ)まで染色されます。ヘアマニキュアをした髪の毛は,内側に色素が入っていますが,中心部までは染色されていません。

Q29 ヘアカラーのおしゃれ染めと白髪染めの違いはあるのですか？

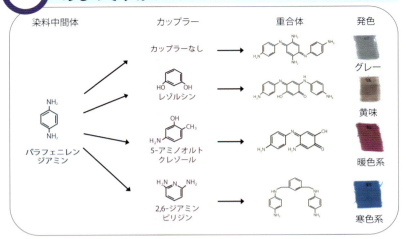

染色剤と染色の仕組み

白髪染めは染料中間体が大量に配合されており、おしゃれ染めは染料中間体以外にも数種類のカップラーが配合されていることが特徴です。

Q45 育毛剤を使うと髪の毛が速く伸びるのですか？

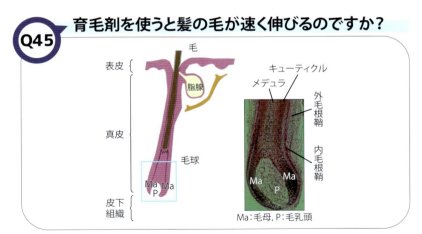

髪の毛の構造図と顕微鏡写真

成長期毛は皮下組織にまで達しています。一番深い膨らんだ部分は毛球と呼ばれます。毛乳頭細胞が成長因子や栄養を毛母細胞に渡し、毛母細胞で髪の毛をつくっています。

みんなが知りたいシリーズ㉒

髪の毛の疑問 50

公益社団法人日本毛髪科学協会　編

成山堂書店

本書の内容の一部あるいは全部を無断で電子化を含む複写複製
(コピー)及び他書への転載は，法律で認められた場合を除いて
著作権者及び出版社の権利の侵害となります。成山堂書店は著
作権者から上記に係る権利の管理について委託を受けています
ので，その場合はあらかじめ成山堂書店 (03-3357-5861) に
許諾を求めてください。なお，代行業者等の第三者による電子
データ化及び電子書籍化は，いかなる場合も認められません。

はしがき

　ご存じのように，髪の毛は，頭部の保護や紫外線から皮膚を守るという物理的な役割やメリットをもつと同時に，ヒトの外見を決める大切な要素になっています。

　ヒトは，眉毛や髭があることで表情をつくることができ，これがコミュニケーションの重要な要素になっています。また，最近では新型コロナウイルス感染症の後遺症で脱毛が起こるとして話題になりました。

　髪の毛に関する研究の守備範囲は広く，大別して2つの分野があります。前者は髪の毛そのものを対象とした研究で，毛器官の構造，髪の毛の色，毛周期（ヘアサイクル），男性ホルモンの関わり，毛包の幹細胞，ケラチン構造と物理化学的，髪の毛の損傷とヘアケア技術などのほか，髪の毛の疾患（円形脱毛，男性型脱毛，女性型脱毛，休止期脱毛など）があります。後者は髪の毛に使用する製品を対象とした研究で，洗髪用香粧品，育毛剤，パーマネント・ウェーブ剤，染毛剤，紫外線防御剤など，薬機法（医薬品，医療機器等の品質，有効性及び安全性の確保等に関する法律）を含めた多方面にわたっています。

　これらのなかで，髪の毛の疾病やダメージ毛のメカニズムやそのケアについては，徐々に原因が解明されている部分もありますが，一部その現象に関して諸説がある事項もあります。

　本書は，これらの領域の文献と経験を支えにして，公益社団法人日本毛髪科学協会の日常業務である毛髪相談などに寄せら

i

れている事項について 50 の質問に絞り込み，その整合性のある回答ができるという観点から整理したものです。特に，インターネット等において情報が錯綜している昨今，質問者から求められている事項をできる限り平易に記述しました。

　本書は以下の 6 つのセクションに分けて解説しています。

　1）髪の毛の基礎知識　2）ヘアケア　3）ヘアカラーとパーマ　4）抜け毛・薄毛　5）薄毛対策　6）髪の毛のウワサ

　さらに付録として，①毛髪診断士と無料毛髪相談　②図でみる髪の毛の知識（日本毛髪科学協会パンフレットより）を収録しています。

　日本毛髪科学協会では，1966 年の創立以来，毛髪と皮膚の正しい知識の理解と普及を目的として，一般の方々への普及啓発活動や毛髪に関する相談や調査研究等を行っています。読者が本書を利用することにより，髪の毛に関してお役に立てることができれば望外の喜びであります。

　最後に，本書の起案と有益な助言をいただいた成山堂書店の赤石様，後藤様および関係スタッフの皆様，さらに出版に際しては当協会岩佐紋子事務局長に感謝の意を表します。

　2024 年 11 月

公益社団法人日本毛髪科学協会

理事長　　木嶋　敬二

執筆者一覧（五十音順）

井上　潔（いのうえ　きよし）…………　Q2/Q10/Q11/Q12/Q20/Q24/Q30
Q39/Q50

木嶋　敬二（きじま　けいじ）…………　Q1/Q3/Q4/Q5/Q8/Q9/Q15/Q18
Q21/Q22/Q34

中谷　靖章（なかたに　やすあき）……　Q6/Q7/Q16/Q18/Q31/Q32/Q33
Q38/Q40/Q44/Q47

山内　力（やまうち　ちから）…………　Q13/Q14/Q17/Q19/Q23/Q25/Q26
Q27/Q28/Q29/Q35/Q36/Q37/Q41
Q42/Q43/Q45/Q46/Q48/Q49

児玉　ヤスツグ（こだま　やすつぐ）…　イラスト

目　次

はしがき……………… i
執筆者一覧…………… iii

Section 1　髪の毛の基礎知識

Question 1 ……………………………………………………………… 2
髪の毛の役割って何ですか？

Question 2 ……………………………………………………………… 4
髪の毛の寿命はどのくらいですか？

Question 3 ……………………………………………………………… 7
髪の毛の構造はどのようになっているのですか？

Question 4 ………………………………………………………………10
「キューティクル」という言葉をよく聞きますが,詳しく教えてください。

Question 5 ………………………………………………………………12
pH（ペーハー）と髪の毛の関係を教えてください。

Question 6 ………………………………………………………………14
髪はどのように生えているのでしょうか。

Question 7 ………………………………………………………………18
髪の毛と健康状態は関係があるのですか？

Question 8 ………………………………………………………………21
髪の毛は,どのような成分からできているのでしょうか？

Question 9 ………………………………………………………………25
髪の毛にもメラニンがあるって本当ですか？

Question 10 ……………………………………………………………27
髪の毛の本数はどのくらいですか？

Question 11 ··· 29
髪の毛の強さや太さはどのくらいですか？

Question 12 ··· 31
直毛とくせ毛の違いはどのようなものでしょうか？

Section 2　ヘアケア

Question 13 ··· 36
美容院で使っているシャンプーと市販のシャンプーは違うのですか？

Question 14 ··· 40
シャンプーの違いによって効果は違うのですか？
どんな製品があって，どれを選んだら良いですか？

Question 15 ··· 44
シャンプーの主な成分について教えてください。

Question 16 ··· 47
ノンシリコンシャンプーについて教えてください。

Question 17 ··· 50
正しいシャンプーの方法はあるのでしょうか？

Question 18 ··· 53
洗髪の後はすぐに乾かしたほうが良いのですか？

Question 19 ··· 56
枝毛ができる原因は何でしょうか？

Question 20 ··· 60
髪のつやがなくなるのはなぜですか？

Question 21 ··· 63
アイロンやドライヤー等による熱のダメージはケアできますか？

Question 22 ··· 65
ブラッシングによる摩擦はダメージにつながりますか？

目　次　　v

Question 23 ·· 67
パーマ，ヘアカラーを施術した後のお手入れの方法を教えてください。

Question 24 ·· 71
静電気のダメージを防ぐにはどうすればいいですか？

Section 3　ヘアカラーとパーマ

Question 25 ·· 74
美容院でのヘアカラーと市販のヘアカラーの違いは何ですか？

Question 26 ·· 78
ヘアカラー施術後に頭皮がかゆくなるのはなぜですか？

Question 27 ·· 82
ヘアカラーの色持ちを良くするシャンプーはありますか？

Question 28 ·· 86
ブリーチ，ヘアカラー，ヘアマニキュアの違いは何ですか？

Question 29 ·· 90
ヘアカラーのおしゃれ染めと白髪染めの違いはあるのですか？

Question 30 ·· 95
髪が傷まないパーマはあるのですか？

Question 31 ·· 97
パーマを長持ちさせるにはどうすればいいですか？

Question 32 ··· 100
パーマヘアのカールを夕方まで保つ方法はありますか？

Question 33 ··· 103
デジタルパーマって何ですか？

Section 4　抜け毛・薄毛

Question 34 ··· 106
髪の毛が 1 日に抜ける本数は何本くらいですか？

Question 35 ··· 108
抜け毛の数は秋になると多くなるというのは本当でしょうか？

Question 36 ··· 112
薄毛や脱毛の原因を教えてください。

Question 37 ··· 116
生活習慣は脱毛に関係するのでしょうか？

Question 38 ··· 121
男性型脱毛とは何でしょうか？

Question 39 ··· 124
男性と女性の薄毛の違いについて教えてください。

Question 40 ··· 126
円形脱毛ってどんなものですか？

Question 41 ··· 129
薄毛と体毛は関係あるのですか？

Section 5　薄毛対策

Question 42 ··· 134
髪の生え際や分け目が目立ってきたときの対処法はありますか？

Question 43 ··· 138
薄毛を目立たなくするマッサージを教えてください。

Question 44 ··· 142
発毛剤，育毛剤の成分や使い方の違いは何ですか？

Question 45 ··· 145
育毛剤を使うと髪の毛が速く伸びるのですか？

目　次　　vii

Question 46 149

サプリメントで薄毛は予防できますか？
微量成分が足りないことで髪の毛への影響はあるのでしょうか？

Section 6　髪の毛のウワサ

Question 47 154
海藻を食べると髪にいいというのはホントですか？

Question 48 156
白髪は抜くと増えるというのはホントですか？

Question 49 160
坊主刈りにすると剛毛になるというのはホントですか？

Question 50 164
髪の毛はどこまで伸びるのですか？

付　　　録　毛髪診断士と無料毛髪相談 167
　　　　　　図でみる髪の毛の知識 170
索　　　引 175
編者・執筆者略歴 180

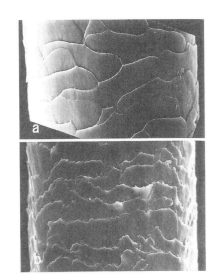

Section 1
髪の毛の基礎知識

髪の毛の役割って何ですか？

Question 1

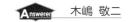 木嶋 敬二

1 髪の毛の基礎知識

　髪の毛の役割は何ですかと問われると，まず紫外線や外的温度などから，頭皮や脳組織を守ることだと考えます。長い髪は保温の効果があるといわれ，黒人の筒状にカールした黒髪は強い紫外線からの防御と風通しをよくする冷却効果もあるとされます。

　また，頭髪や顔面の毛は，人の外見やそこから周囲に与える印象を決める大切な要素となっています。人の第一印象は外から見える体の部分（露出皮膚）によって決められます（髪は人の露出皮膚の約 50％を占めています）。髪の外見的な影響の例としては，たとえば面接試験では，過度な短髪やまとめ髪でなく，黒色化が求められていることなどがあります。これまで，髪色のうち，白色はエイジングのシンボルとしてみなされていました。髪色が変化しますと，見え方が変化しますが，特に薄毛の場合には，これが際立ちます。さらに黒髪の場合は，肌色と髪の毛のコントラスト（明度，彩度）が大きいので目立ちます。白髪や茶髪の場合は，肌色と髪の毛のコントラストが小さいので，比較的目立ちません（**口絵 p1** 参照）。これを利用して，薄毛を金髪にして，目立たなくしている人もいます。このように，我々が見ている多くは周辺色との対比で認識される場合が多く，ひとつの錯視といわれるものです。

　髪の毛以外の毛としては，眉毛，まつ毛，髭があることで，表情をつくることができ，コミュニケーションの重要な道具にもなっています。さらに，眉毛，まつ毛はほこりなどが眼に入るのを防御し，鼻毛は吸い込む空気を濾過する機能があります。また髪の毛の役割には上記以外に，人に不必要な，ヒ素，鉛等

```
頭を保護する
  1) 外部からの衝撃
  2) 寒暖からの保温
  3) 直射日光を防ぐ
人への影響を与える
  4) 外部へ
     （コミュニケーション, セックスアピール, 身だしなみ）
  5) 自分へ
     （精神の安定、自信）
感覚器官          排泄器官
                  重金属, ヒ素, 薬物
```

図 1-1　髪の毛の役割

を体外に排出することがあるといわれています。さらに保温，感覚等の機能のなかで，感覚器官としての機能も優れているといわれています。

参考文献 1) 木嶋敬二ら（2023）『改訂版ヘアサイエンス　毛髪診断士認定講習会テキスト』，日本毛髪科学協会

髪の毛の寿命は
どのくらいですか？

Question 2

Answerer 井上　潔

1

髪の毛の基礎知識

　　毛は1本が伸び続けるのではなく，ある一定期間伸び続けると抜け落ち，新たな毛に生え変わります。この生まれ変わる期間を毛周期（ヘアサイクル）といいます。

　　毛周期は，成長期⇒退行期⇒休止期（⇒成長期⇒……）と呼ばれる時期に分かれ，毛根の形態が変化しています（**図 2-1**）。

　　毛根の一番下の部分は球状にふくらんでいて（毛球といいます），この毛球のなかの毛母細胞が細胞分裂をすることで毛は成長します。

成長期：毛母細胞が活発に細胞分裂を繰り返して毛を成長させる期間で，髪の毛では2〜6年（女性は4〜6年，男性は3〜5年）とされます。伸びる速度は日に 0.4 mm 程度です。

退行期：成長期を過ぎると，あるとき急に毛母細胞は細胞分裂を停止して毛をつくらなくなります。すると，毛球の細胞は死んで消失し，それに伴って毛乳頭細胞（毛母細胞へ栄養を届ける細胞）が表皮側に浮き上がってきます。このように毛球が縮んでいく過程が退行期で，髪の毛では2〜3週間とされます。

休止期：毛球が消失した毛は伸びなくはなりますが，ある程度の期間毛孔（毛穴）に留まり，これが休止期で髪の毛では3〜4か月とされます。

　　毛孔に留まっている休止期の毛は，毛根が浅くしっかりと固定されていないため，少しの力で抜け落ちます。これがシャン

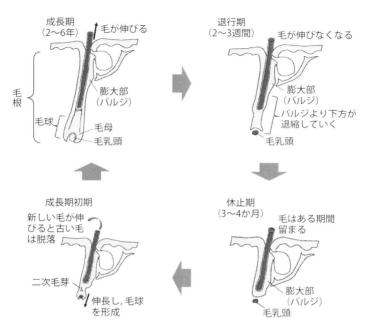

図 2-1 毛周期（カッコ内はヒトの髪の毛の期間）

プー時やブラッシング時の抜け毛です。休止期の後，成長期に入る初期には毛乳頭細胞から次の毛根をつくる指令因子が出され，毛芽（二次毛芽）がつくられます。これが発達し再び毛球が形成され，同じ毛孔から新しい毛が古い毛を押し出すように生えてくると，毛孔に留まっていた古い毛は脱落し新しい毛に置き換わります。

また，毛周期は体毛の部位によって期間が異なり，眉毛やまつ毛など短い毛ほど周期は短くなり，髪の毛や陰毛のように長く伸びる毛ほど長くなっています。まつ毛の成長期は30〜45日程度，休止期は100日程度といわれます。

なお，髪の毛の場合，約85〜95％が成長期，約1％が退行

期，10％前後が休止期にあるとされます。

　さらに，ヒトの髪の毛は毛１本ずつが独立した毛周期を持ち，春先と秋に抜け毛の数は多くなります（**Q35** 参照）が，通常は１年の中で毛量が極端に変化することはありません。しかし，犬や猫などのように動物の中には，大体春頃と秋頃の年２回，大量の毛が抜け落ち新しい毛に生え変わる時期があり，これは換毛期と呼ばれます。換毛期は毛周期とは異なり，気温や日照時間の影響を受け，体温調節をしやすくする目的で毛を入れ替えるために起こるとされます。

参考文献　1）乾重樹（2018）「毛と毛包の解剖・毛髪異常（AGA）」，日本香粧品学会誌，**42(2)**，pp.93-97
　　　　　2）木嶋敬二ら（2023）『改訂版ヘアサイエンス 毛髪診断士認定講習会テキスト』，日本毛髪科学協会
　　　　　3）奥村丈夫・安藤洋司（1989）「頭髪化粧品と毛髪」，色材協会誌，**62(10)**，pp.615-623
　　　　　4）rentreich, N.（1969）"Scalp hair replacement in man", Advances in Biology of Skin, 9, Hair Growth, Pergamon Press, pp.99-108

髪の毛の構造はどのようになっているのですか？

Question 3

Answerer 木嶋 敬二

　髪の毛は外側から中心に向かって，キューティクル（毛小皮），コルテックス（毛皮質），メデュラ（毛髄質）の3層構造をしています（**図 3-1**）。のり巻きに例えると，のり，米，かんぴょうなどを想像してみてください。

キューティクル

　キューティクルは，ウロコ状の硬い無色透明な細胞からなっています。1枚のウロコは毛幹の外周の 1/2 から 1/3 を包み，外から見える部分は 20% 前後で，残りは順次重なり合っています。通常 4 〜 10 枚からなり，ウロコの間には細胞膜複合体（CMC）というサンドイッチのような構造部分があり，キューティクルを接着しています。キューティクルは健康な髪では何

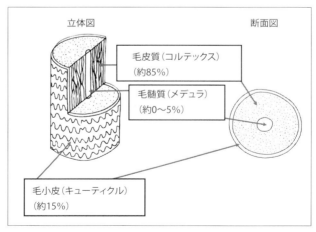

図 3-1　毛幹部の構造

髪の毛の基礎知識

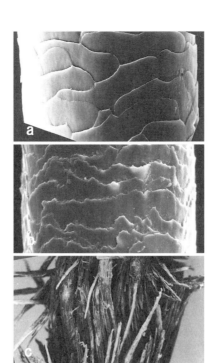

図 3-2 キューティクルの顕微鏡写真
　a 皮膚面に近い部分，キューティクルがスムーズな模様を作っている（×1,800）
　b 皮膚面から遠い部分，キューティクルは削られ，ギザギザしている（×870）
　c 結節性裂毛，キューティクルはなくなり，コルテックスの繊維束は露出してバラバラになっている（×380）

枚も重なり合っているため，外側から見えているのはごく一部です。キューティクルの重なりからできた模様を紋理と呼んでいます（**図 3-2**）。キューティクルは親油性で，水や薬剤の浸透や作用に対する抵抗力があり，髪の毛の内部を保護しています。キューティクルの髪の毛に占める割合は 10〜15％です。この

量が多いほど硬くコシのある髪の毛になります（**Q4** 参照）。

コルテックス

　コルテックスは，ケラチン質の皮質細胞が，規則正しく並んだ細胞です。髪の毛の大部分（85〜95％）を占めています。細胞同士は繊維状ケラチンや細胞膜複合体（CMC）を介して互いに強く結節が合わさっています。

　コルテックスが縦方向につながっているため，髪の毛は横には切れにくく，縦には比較的裂けやすくなっています。コルテックスはメラニン色素を含み，親水性でパーマ剤や染毛剤・染毛料と関連性のある重要な部分です。コルテックスのケラチン線維は毛の主体になる線維ですが，ハードケラチンと呼ばれ，非必須アミノ酸であるシスチン，システインが多いタンパク質でできています。また，コルテックスには2種類のコルテックス細胞（オルトコルテックス，パラコルテックス）があり，くせ毛の構造に関与しています（**Q12** 参照）。

メデュラ

　髪の毛の中心部にあり，断面積の約5％程度を占めています。細い髪や新生児の髪などには存在しないこともあります。髪の毛の上部では脱水し，収縮して空洞化がより多く見られることがあり，この部分では光が乱反射され，髪の毛のくすみの原因のひとつともいわれています。

参考文献　1）木嶋敬二ら（2023）『改訂版ヘアサイエンス　毛髪診断士認定講習会テキスト』，日本毛髪科学協会

3　髪の毛の構造はどのようになっているのですか？

「キューティクル」という言葉をよく聞きますが，詳しく教えてください。

Question 4

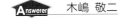
木嶋 敬二

　髪の毛の表面は，キューティクルが，ウロコ状に数層重なることで構成されています。1枚で髪の毛の 1/2〜1/3 を包み，4〜10 枚重なっています。これが髪の毛のつやや手触り，硬さを決定づけています。1枚のキューティクルは，約 0.05 mm で，非常に薄く扁平な細胞です。外層からA層，エキソキューティクル（外小皮），エンドキューティクル（内小皮）の3層からなります。

- A層：キューティクルの最外層にあり，シスチン結合の比率が多く，最も硬い組織です。
- エキソキューティクル（外小皮）：前述のように，キューティクルの中間層にあります。
- エンドキューティクル（内小皮）：キューティクルの最内層にあり，シスチン含有量が最も少ないため，水により膨らみ，パーマ剤やヘアカラー剤の影響を受けやすい部位です。

　さらに，キューティクルの間には細胞膜複合体（CMC）という薄層があります。
　これに関しては，次の項で詳しく説明いたします。

髪の毛のつややかさを生む構造

　髪の毛の美しさや手触りのよさをつくり出すのは，18-メチルエイコサン酸（18-MEA：18-methyleicosanoic acid）という親油性の成分が髪の毛の表面を油性膜のように覆っているためです。18-MEA は，体毛を疎水性にすることで水をはじく状態にし，雨や雪から髪の毛を守ることに役立っていると考えられています。ヒトでは髪の毛以外の部位にはみられず，キュー

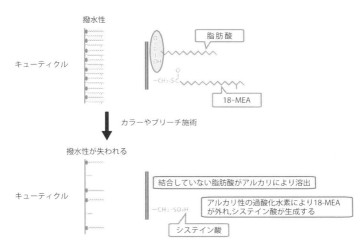

図 4-1　カラーやブリーチ施術によるキューティクル表面の 18-MEA と脂肪酸のダメージ

ティクルにのみ存在する脂肪酸であり，キューティクル最表面にチオエステル結合を介して存在しています（**図 4-1**）。

　カラーやブリーチ施術では，髪の毛をアルカリ性にして過酸化水素などを作用させる化学処理が行われます。これが髪の毛にダメージを与えるのですが，これは，キューティクルと 18-MEA の結合であるチオエステル結合が，アルカリ性の過酸化水素の酸化により裂けてしまい，18-MEA が髪の毛から外れ減少するためです。さらに，裂けて剥がれた後に残ったチオエステル結合（–CO–S–）の S が酸化しシステイン酸が生成するため，撥水性が失われます。また，キューティクルの結合していない脂肪酸とコルテックスに結合していない脂肪酸はアルカリで中和されることで溶出し，撥水性が失われます。

参考文献　1）中谷靖章（2022）「最近のダメージケア」，皮膚と美容，**54(3)**，pp.112-119

pH（ペーハー）と髪の毛の関係を教えてください。

Question 5

Answerer 木嶋 敬二

1 髪の毛の基礎知識

　通常 pH の値は 0〜14 まであり，pH が "ちょうど 7" の状態を中性，pH が 7 より小さい場合を酸性，7 より大きい場合をアルカリ性といいます。髪の毛では，pH が "4.5〜5.5" の状態を中性にあたるとして，pH を「毛髪の等電点」と呼びます。pH が 4.5 より小さい場合を「毛髪の酸性」，pH が 5.5 より大きい場合を「毛髪のアルカリ性」と考えます。すなわち，一般的に使われる化学の酸性・アルカリ性とは，異なる考え方が必要です（**図 5-1**）。

　pH が 5.5 より大きい「毛髪のアルカリ性」の場合，髪の毛を形づくっている側鎖結合（**Q8** 参照）のイオン結合が切断されて髪の毛が膨潤し柔軟性が増しはじめ，pH が 7 より大きいアルカリ性の場合，さらに側鎖結合のイオン結合の切断が進み髪の毛の潤いが加速します。一方，pH が "4.5〜5.5" の「毛髪の等電点」では，側鎖結合のイオン結合が切断されることがなく，髪の毛としては安定な状態であります。

等 電 点

　一般的には両性電解質において，＋，－の両イオン基の数が等しくなり，電気的に二重層の電位が 0 となるときの溶液の pH を等電点といいます。髪の毛においては，ケラチンタンパク質は酸または塩基として作用するので，この両者の力が等しくなるときの pH を等電点といいます。これが，髪の毛が最も安定している状態です。

　製品によっては配合成分が等電点を下げることがあるため，ケラチンタンパク質のアミノ酸の比率が多くなることがありま

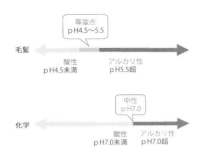

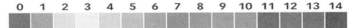

図 5-1 髪の毛の pH と化学の pH

す。

ちなみに髪の毛の主成分であるタンパク質はシスチンを多く含んでおり，髪の毛のケラチンタンパク質は

中性アミノ酸	シスチン	17〜18%
	セリン	7〜10%
	グリシン	6〜7%
塩基性アミノ酸	アルギニン	9〜11%
	リジン	2〜4%
酸性アミノ酸	グルタミン酸	14〜15%
	アスパラギン酸	4〜5%

となっており，酸性，塩基性アミノ酸を比較すると酸性アミノ酸が多いことが示されています。

参考文献 1) 中谷靖章 (2022)「エイジング毛及びダメージ毛への縮毛矯正」, 皮膚と美容, **54(2)**, pp.70-78

髪はどのように生えているのでしょうか。

Question **6**

Answerer 中谷 靖章

1

髪の毛の基礎知識

　髪の毛は，表皮から外部に出ている毛幹部と，表皮から皮下組織まで落ち込んだように埋まっている毛包に包まれている毛根部からなっています。髪の毛には毛周期がありますが（**Q2**参照），そのうち成長期にある毛の毛根の最深部は，深く皮下脂肪織にまで達しています。一番深い部分は少し膨らみ，毛球といいます。毛球の下端は穴が開いていて，髪の毛の原料となるアミノ酸と，髪の毛を成長させるビタミン・ミネラルといった栄養分や酸素を運ぶ毛細血管が入り込み，そこには毛乳頭細胞という特殊な細胞がネットワークをつくっています。このスペースを毛乳頭といい，髪の毛の成長を調節する重要な部分です。毛球の内部は，毛母細胞が並んで毛乳頭を囲んでいて，これを毛母といいます。毛母細胞は，表皮の基底細胞のように盛んに細胞分裂を繰り返し，髪の毛になる細胞をつくっています。この毛母細胞は，毛根部にある毛球と皮膚表面の中間付近の立毛筋のつけ根にあるバルジ領域に存在する毛包幹細胞から生み出されます。

　髪の毛の細胞は筒のように同心円状に並ぶ細胞の層をつくり，皮膚表面に向かって移動する間に角化して，丈夫なひも状の構造，つまり髪の毛をつくります。髪の毛をつくる細胞層は，髪の毛の中心から順にメデュラ（毛髄質），コルテックス（毛皮質），キューティクル（毛小皮）の3層です。髪の毛の主体になるのはコルテックスですが，毛皮質細胞はケラチン繊維を細胞内に徐々につくりながら，上方（皮膚面の方向）に移動し，角化帯で角化してケラチン繊維で充満した死んだ細胞になります。すべてのケラチン繊維が髪の毛の縦方向に伸びていき，細

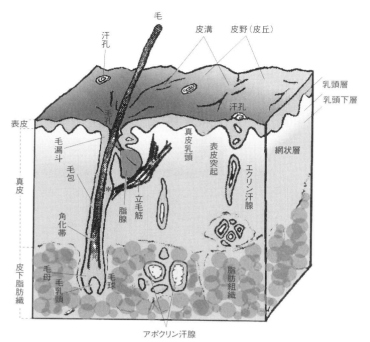

図 6-1 髪の毛の生え方と各部の名称

胞がとても細長い形をしています。髪の毛の中心部のメデュラは、初めは毛髄顆粒という丸い顆粒をつくっていますが、髪の毛が角化すると空洞になります。一方、髪の毛の外層はキューティクルといい、コルテックスを包み、毛の表面をつくる細胞層です。初めは1層の細胞でコルテックス全体を囲んでいますが、キューティクルの細胞はしだいに扁平になり、重なり合うようになって角化します。つまり、タケノコの皮のように下の細胞が上の細胞の外側を覆いますので、できた髪の毛を輪切りにすると、5〜6層の細胞からなるように見えるのです。

キューティクルは、髪の毛の外側を守り、髪の毛の形を保つ

6 髪はどのように生えているのでしょうか。 15

のに大切な役目をしています。コルテックスのケラチン繊維は
髪の毛の主体になる繊維で，繊維と繊維の間には髪の毛に特有
なケラチン関連タンパクがあり，それらを密着させる役目をし
ています。また，毛球にある毛母細胞とともにある色素細胞
（メラノサイト）は，髪の色を決定するメラニン顆粒をつくり，
そのほとんどをコルテックスになる毛母細胞に渡します。この
色素細胞も，バルジ領域に毛包幹細胞とともに存在する色素幹
細胞から生み出されます。バルジ領域に存在する毛包幹細胞と
色素幹細胞は，毛包幹細胞から産生される 17 型コラーゲンで
維持されていて，この 17 型コラーゲンが加齢などの原因でな
くなると毛包幹細胞と色素幹細胞は維持できなくなり枯渇し，
薄毛や白髪につながってしまいます。

　髪の毛は 10～12 万本あり，その密度は，皮膚 1 cm² 当たり，
頭頂 300 本，側頭～後頭 200 本程度です。これらの数や密度
は，胎児で体ができるときに決まっていて，生後には変化しま
せん。胎児のときに初めて皮膚に出現する毛は毳毛または産毛
といい，とても細く，短い毛で，色のない白い毛です。やや太
く 2 cm くらいまでの長さで，色のある毛を軟毛といい，小児
や大人でもあまり毛深くない人の体毛です。太くて，色の濃い
毛を硬毛（ここでいう軟毛・硬毛は毛髪診断で使う意味とは異
なります）といいますが，これには眉毛，まつ毛，鼻毛などの
短毛と，髪の毛や大人の腋毛，陰毛，男性大人の胸毛，すね毛
などの長毛があります。硬毛を，終末毛ともいいます。ヒトで
初めて毛ができるのは，胎児の約 9 週目で，まず眉毛や口の周
りの毛が，また，約 4 か月ごろに髪の毛や体毛が発生します。

初めは産毛ですが，ほとんどの毛は軟毛に置き換わり，さらに生まれるまでに髪の毛は硬毛の長毛に置き換わります。

　毛根部の上部には，皮脂腺が接続しており，ここから分泌された皮脂は，毛包内から髪の毛に伝わっていきます。この皮脂の量が多ければ油性髪，少なければ乾燥髪となります。一般的に，皮脂の量は，思春期以降多くなる，女性より男性の方が多い，気温が高くなると多くなる等の傾向が見られます。

参考文献　1）木嶋敬二ら（2023）『改訂版ヘアサイエンス　毛髪診断士認定講習
　　　　　　　　会テキスト』，日本毛髪科学協会
　　　　　　　2）Emi K. Nishimura, *et al*.（2011）"Hair follicle stem cells provide
　　　　　　　　a functional niche for melanocyte stem cells", *Cell Stem Cell*,
　　　　　　　　20(8), pp.177-187

髪の毛と健康状態は関係があるのですか？

Question 7

Answerer　中谷　靖章

1 髪の毛の基礎知識

　私たちの身体は毎日の食事から摂り込んだそれぞれの栄養を，まず心臓や肝臓，腎臓，脳，神経などの生きていくために直接関係する重要な器官に，しかも一番たくさんの量を使っています。これは身体が自分の命を護るために必要な仕組みなのです。また，どこかに病気の部位があったりすると，その病気を治すために，あるいは仕事や運動などで身体が疲労していたりすると，その疲れを取り除き癒すなどのために，私たちの身体はたくさんの栄養を消費してしまいます。このため，髪の毛のような生命に直接関係のない部分に栄養が回ってくるのは，身体の中で最後の最後なのです。これは逆にいうと，身体の仕組みとしてこういった最後に栄養が回ってくる髪の毛が元気であれば，身体が健康であるということがいえるわけです。

　つまり，きれいな髪を維持するためには，髪のお手入れも大切ですが，身体の健康に気を配ることも大切なのです。身体の健康を損なう行動をしていれば，それだけ髪の毛に負担をかけてしまうのです。たとえば，髪がパサついてきた，つややボリュームがなくなってきた，薄毛や抜け毛が気になり始めたときに，髪の毛や頭皮のケアをすることも大切ですが，生活習慣を見直して身体の健康を取り戻すことも重要なのです。

　一般的に，下記のような身体によくない生活習慣が，髪の毛にも影響するといえます。

① 不規則な生活

　ホルモンバランスが乱れるといわれています。ホルモンバランスの乱れは，薄毛や脱毛の原因になることがあります（**Q36**，**Q38**，**Q41** 参照）。

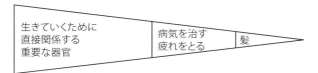

図 7-1　栄養が体に回る順と量

② 偏った食事

　偏らない多種類の食材を食べるように心がけることも大切です。髪の毛の約 85％はタンパク質なので，髪の毛の材料となる良質なタンパク質やアミノ酸を摂ることが大切です。不足したケースとしては，タンパク質・エネルギー欠乏（PEM）により簡単に髪の毛が抜けるといった医学所見が示されています。逆に，コラーゲンペプチドの 8 週間継続摂取で抜け毛が少なくなり，髪の毛が丈夫になるとの報告もあります。また，髪の毛をつくる過程で必要とされる，セレン，亜鉛，ヨウ素，その他の元素，細胞の活動を高めて貧血防止になる鉄分の摂取が推奨されています。不足したケースとして，亜鉛等の不足により髪の毛の生え方がまばらになる，銅・ビタミン C の不足により髪の毛がちぢれる，ヨウ素の不足により髪の毛が乾燥する・生え際が後退するといった医学所見が示されています。

③ ストレス

　ホルモンバランスが乱れるといわれています。特に，仕事や家庭，ライフステージでさまざまな決断を迫られる女性は，ストレスを感じやすいといえるでしょう。

④ 睡眠不足や睡眠の質の悪さ

　代謝の調節などに作用し髪の毛の成長を促進する成長ホルモンは，睡眠開始後のノンレム睡眠，その中でも深い徐波睡眠の段階の間に，1 日のうちで最も多く分泌されます。つまり，睡眠不足や良質な睡眠が取れないと成長ホルモンの分泌が減少し，

髪の毛の形成に必要なタンパク質の合成が十分に行われなくなる恐れがあります。

⑤　喫　煙

　タバコに含まれるニコチンは，交感神経を刺激して，心拍数の増加，血圧上昇，心筋の収縮および酸素需要の増加を引き起こします。同時に，血管の収縮による血流量の低下，酸素や栄養の供給低下を招くため，髪の毛をつくりだす毛母細胞は酸素や栄養を取り込めなくなります。特に手足が冷えやすい女性にとって，末梢血管の血液を低下させるニコチンは大敵です。

参考文献 1) 木嶋敬二ら（2023）『改訂版ヘアサイエンス　毛髪診断士認定講習会テキスト』，日本毛髪科学協会
2) 鈴木圭輔・平田幸一（2014）「睡眠時間と成長ホルモンの分泌量」，週刊日本医事新報，4684，p.92
3) 厚生労働省，e-ヘルスネット　生活習慣病予防のための健康情報サイト，
https://www.e-healthnet.mhlw.go.jp/information/tobacco/t-03-002.html（2024 年 6 月 20 日確認）

髪の毛は，どのような成分からできているのでしょうか？

Question 8

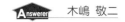 木嶋 敬二

髪の毛の成分

髪の毛は大部分がタンパク質（ケラチン）で，残りがメラニン色素（**Q9** 参照），脂質，微量元素，水分から成り立っています。

① タンパク質（ケラチン）（80～90％）
② メラニン色素（3％以下）
③ 脂質（1～8％）
   髪の毛の脂質には，皮脂腺から分泌された皮脂と，皮質細胞自身が持っている脂質とが含まれます。
④ 微量元素（0.6～1.0％）
   白髪にはニッケル，帯黄色毛にはチタン，赤色毛には鉄，モリブデン，黒髪には銅・コバルト・鉄が多く含まれているといわれています。金属の他にリン，ケイ素等の非金属を含めて約30種類の無機成分が報告されています。
⑤ 水分（12～13％）
   髪の毛は，10～15％の水分を含み，洗髪した直後では30～35％，ドライヤーで乾燥しても10％前後の水分を残しています。

ケラチンの化学構造

アミノ酸は「アミノ基（－NH_2）を持つ酸」ということで，ひとつの分子中に－COOH（カルボキシ基）と前記の－NH_2（アミノ基）を持ち，環境により酸としてもアルカリとしても作用します。

さらに，アミノ酸は酸性，塩基性，中性の3種に分類するこ

表 8-1　髪の毛のケラチンをつくっているアミノ酸

アミノ酸名	含有量(%)	アミノ酸名	含有量(%)
シ ス チ ン	17.2	バ　リ　ン	5.6
グ ル タ ミ ン 酸	13.8	ア ラ ニ ン	2.8
ロ イ シ ン	6.5	フェニルアラニン	2.5
ア ル ギ ニ ン	9.1	イ ソ ロ イ シ ン	4.8
セ リ ン	6.9	チ ロ シ ン	2.4
ス レ オ ニ ン	7.6	リ ジ ン	2.5
アスパラギン酸	4.9	ヒ ス チ ジ ン	0.9
プ ロ リ ン	6.7	メ チ オ ニ ン	0.9
グ リ シ ン	4.1	トリプトファン	0.8

とができます。ケラチンは前述のように約 18 種のアミノ酸
（**表 8-1**）がペプチド結合（アミノ酸の COOH と他のアミノ酸
の NH$_2$ から H$_2$O が取れて－CO－NH－の結合ができる）を繰
り返し、長く鎖状になったポリペプチドによって構成されてい
ます（主鎖結合）。

　通常このアミノ酸が 10～100 個で分子量が 10,000 以下の
ものをポリペプチドといい、分子量が 10,000 を超えて数百万
の高分子化合物をタンパク質と呼びます。

　ケラチンのポリペプチドはジグザグ型でありまたらせん状の
構造をとっています。ジグザグ型を β–ケラチン、らせん状を
α–ケラチンと呼びます。

　α–ケラチンを引っ張ると長さが約 2 倍の β–ケラチンになり、
力を抜くと元の長さの α–ケラチンになります。

側鎖結合

　α–ケラチンのポリペプチド主鎖と隣接した主鎖との間での、
お互いが持っている側鎖同士の結合が、側鎖結合と呼ばれてい
ます。側鎖の種類によりシスチン結合、塩結合、水素結合のほ
かペプチド結合、疎水結合などがあります。これらは、ケラチ
ン分子を固定し、髪の毛の弾力、強度などの特性をケラチンに

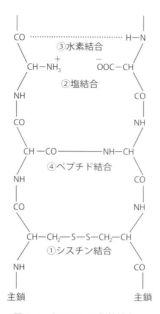

図 8-1 ケラチンの側鎖結合

与えています。

① **シスチン結合**：硫黄(S)を含んだタンパクに特有の結合です。SとSの結合（S-S結合，またはジスルフィド結合ともいう）。

② **塩結合**：一般に陽イオンと陰イオンの静電気的な引力によるもので，カルボキシル基（−COOH）とアミノ基（−NH_2）を持った側鎖が接近するとイオン的に結合します。これは，等電点で結合力が大きく，ケラチンは安定した分子になります。

③ **水素結合**：ペプチドの主鎖または接近した主鎖間のOとHの間に引き合う力です。α‐ケラチンは主鎖内の水素結合により形成され，水素結合が切れた状態をβ‐ケラチ

```
┌ ↑強い
│  ④  ペプチド結合　関係すること：枝毛，ダメージ
│  ①  シスチン結合　関係すること：パーマ
│  ②  塩結合　関係すること：パーマ，ヘアカラー，弱酸性シャン
│      プー
│  ③  水素結合　関係すること：寝ぐせ，ブロー
└ ↓弱い
```

図 8-2　側鎖結合の強さと関係すること

ンと呼びます。

④　**ペプチド結合**：主鎖と同じ結合方法で，アミノ酸（同種
　　または異種）分子がアミノ基とカルボキシル基から脱水し
　　た結合方法です。数は少ないですが極めて強い結合です。

⑤　**疎水結合**：疎水性同士の間に働く力をいいます。

参考文献　1）木嶋敬二ら（2023）『改訂版ヘアサイエンス　毛髪診断士認定講習
　　　　　会テキスト』，日本毛髪科学協会

髪の毛にもメラニンが あるって本当ですか？

Question **9**

Answerer 木嶋 敬二

髪の毛の色の素，毛母メラノサイト

髪の毛に色があるのは，毛母にいるメラノサイト（毛母メラノサイト）がつくるメラニン顆粒のためです。ここでつくられたメラニン顆粒のほとんどがコルテックスの細胞に受け渡され，髪の毛の色を生み出します。

メラニン顆粒に含まれるメラニン色素は，黄色人種や黒色人種ではユウメラニンが主体で，その量が多い順に毛の色は黒髪，褐色毛，金髪，銀髪（グレー）になり，まったくメラニン顆粒がない場合，白髪になります。白色人種の一部の人で見られる赤毛では，ユウメラニンに加えて，フェオメラニンという赤いメラニン色素がつくられています（**図9-1**）。

このようにメラニンを産生する機能は決まっていて，人種による特徴があります。さらに，赤道に近い起源の人種は濃い色合いで，緯度が高くなると淡くなるといわれています。

白髪になる最新情報（病態の表出としての白髪は除く）

白髪では次のような状態異常が生じています。

1）バルジ領域における色素幹細胞（黒髪のもとになる色素細胞の供給源）から TA 細胞（一過性に増殖活性を持つ細胞）が供給されない。
2）TA 細胞が供給されても毛乳頭周辺に配置されない。
3）配置後十分な量まで増殖する能力を持たない。
4）ある程度色素細胞があってもメラニン合成活性を失っている。

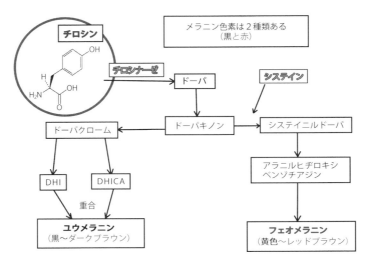

図 9-1　メラニン色素の合成

参考文献　1)出田立郎（2022）「ヒト白髪概論―知っているようで知らない白髪のあれこれ―」, 皮膚と美容, **54(1)**, pp.9-15

髪の毛の本数は
どのくらいですか？

Question **10**

Answerer 井上　潔

髪の毛の発生と毛穴の数

　髪の毛は，胎児の妊娠4か月頃から発生し始め，うぶ毛から軟毛を経て，生まれるまでに硬毛になります。基本的に毛穴の数は成長するにつれて増えたり減ったりすることはなく，赤ちゃんでも成人でも同じです。そして，毛穴の数は体格や性別，年齢に関係なく，ほとんど同じです。髪の毛は，ひとつの毛穴から3本程度が生えていて，総数は約10〜12万本です。そのため毛穴の数は約3万〜3万5千個程度と推定されます。

ひとつの毛穴から生える髪の毛の本数

　髪の毛は毛穴（毛孔）から生えていますが，ひとつの毛穴から1本の髪の毛が生えているのではなく，数本が束になって生えています。これを「毛群」といいます。加齢や疾患等により毛群の数が減ることは，薄毛が目立つひとつの要因となります。マイクロスコープ等で毛群を確認することで，現在の状態が確認できます。

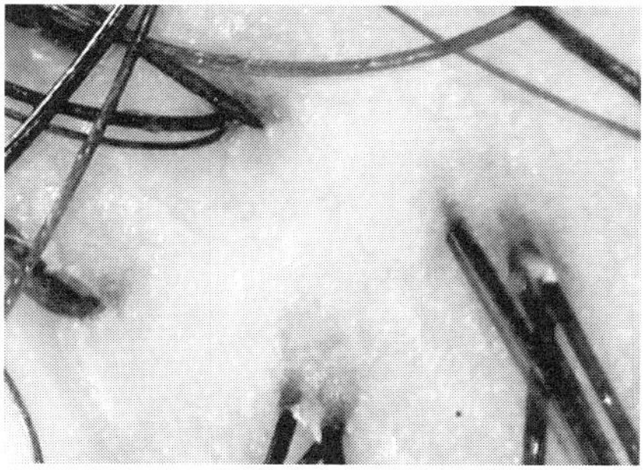

毛の数と密度

　ヒトの身体全体には約500万本の毛が生えています。

　毛の密度は1cm^{2}当たり，頭頂部は約300本，側頭部〜後頭部は約200本で，

図10-1　ひとつの毛穴から複数の髪の毛が生えている様子

10　髪の毛の本数はどのくらいですか？　　27

髭は約 40 本，陰部は約 30 本，腕は約 20 本です。

　これらの数や密度は，胎児で身体が形成されるときに決まっていて，生後に変化することはありません。

参考文献　1）木嶋敬二ら（2023）『改訂版ヘアサイエンス　毛髪診断士認定講習会テキスト』，日本毛髪科学協会
　　　　　2）原真理子ら（1994）「ヒト毛成長の定量的研究（第 2 報）」，日本化粧品技術者会誌，**27(4)**，pp.565-572
　　　　　3）石野章博ら（2004）「女性体毛成長に関する研究」，皮膚の科学，**3(4)**，pp.356-361

髪の毛の強さや太さはどのくらいですか？

Question 11

Answerer 井上 潔

髪の毛の強さ

日本人の標準的な太さの健康な髪の毛（直径 0.08 mm 程度）は，150 g 前後の力で切れます。そして，1 本の髪の毛を頭皮から引き抜くのに要する力は 50 g 程度です。ですから，健康な髪の毛は途中で切れないで抜くことができるのです。もしも，抜けないで途中で切れてしまうようならば，髪の毛は相当傷んでいると考えられます。

髪の毛は細くても大変強いもので，それを示す例としては，千葉県鹿野山の神野寺や京都の東本願寺に毛綱と呼ばれる髪の毛で編まれた綱があります。これは，巨大な木材の運搬や棟上げに使用されたものです。当時は，鉄やステンレスなどの素材からつくられたワイヤーロープがなかったため，その代わりに用いられたと考えられます。髪の毛は約 10〜12 万本生えていますので，一人の健康な髪の毛全体では約 15 トンの重さに耐えると算出されます。

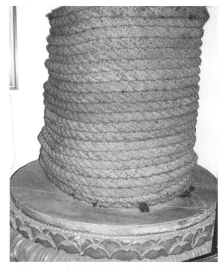

図 11-1　鹿野山神野寺の毛綱（出所：鹿野山神野寺）

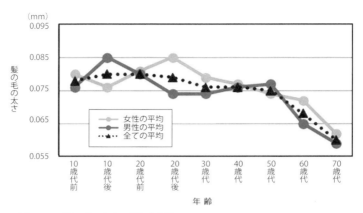

図 11-2　髪の毛の太さの経年変化[2]

髪の毛の太さ

　日本人の平均的な髪の毛の太さは 0.07〜0.08 mm 程度です。確立された分類ではありませんが，一般に太さが 0.06 mm 以上の髪の毛を硬毛といい，0.04 mm 未満の太さの髪の毛を軟毛といいます。

　欧米人に代表されるブロンドの髪の毛の太さは 0.05 mm 程度で，日本人の髪の毛よりも細いのですが，コシがあります。これはキューティクルの重なりが欧米人の方が厚く密なためです。

　当協会で測定した髪の毛の太さの経年変化では，男女ともに年齢を重ねるにつれ，細くなる傾向がありました（**Q36** 参照）。

参考文献　1) 東本願寺，境内の見どころ，
　　　　　　https://www.higashihonganji.or.jp/worship/midokoro/
　　　　　　（2024 年 6 月 20 日確認）
　　　　　2) 荻野正春ら（2008）「研究所だより　毛髪の太さに関する実態調査」，皮膚と美容，**40(2)**

直毛とくせ毛の違いはどのようなものでしょうか？

Question 12

Answerer　井上　潔

髪の毛の断面の違い

頑固なくせ毛や，梅雨時に膨れる，まとまらない，などの髪の毛のくせに悩んでいる方も多いと思います。

直毛の断面を見ると，直毛は円に近い形をしていますが，くせ毛は楕円になっています（**図 12-1**）。

毛根の形の違い

髪の毛の断面が変形するのは，毛根の形が変形していることが原因で，くせが強いほど変形の度合いは大きくなっています（**図 12-2**）。

髪の毛の内部の偏り

髪の毛は，通常 11〜13％程度の水分を含み，洗髪直後には 30％程度の水分を含みます。水分を含むと髪の毛は太くなるとともに，長さも増します。

髪の毛の内部には，水となじみやすい皮質（オルトコルテッ

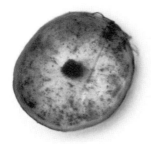
直毛の断面

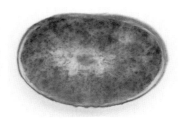
くせ毛の断面

図 12-1　髪の毛の断面の違い

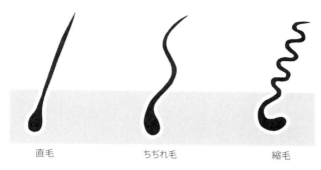

図 12-2　毛根の形の違い

クス）と油となじみやすい皮質（パラコルテックス）があります。直毛は，これらが均等に分布しているため，水分を吸収した場合にも全体が均等に伸び，真っすぐな状態を保ちます。これに対して，くせ毛は水になじみやすい皮質が偏って分布しています。そのため，水分を吸収すると，水になじみやすい皮質が多い部分の伸びが大きくなり，曲がったりうねったりします。湿気や汗・雨など，髪が水分を含んだときに，髪が膨らんだり広がったりしやすいのはこのためです（**図 12-3**）。

　くせ毛は，髪の毛の形状や組成が直毛とは異なっていますので，ストレートパーマやヘアアイロンで伸ばしても，時間が経ちストレート効果が弱まると元のくせが出てくるのです。

くせ毛の種類

　くせ毛は，くせの程度や髪の毛の形状の違いによって大きく波状毛，捻転毛，縮毛，連珠毛にわけられます。一般にくせ毛の方は，これらが混在していたり，部分的に現れたりします。

　波状毛は，比較的大きな波打ったようなうねりが目立つくせで，日本人に多くみられます。

　捻転毛は，髪の毛が扁平になり捻じれて発生するくせです。

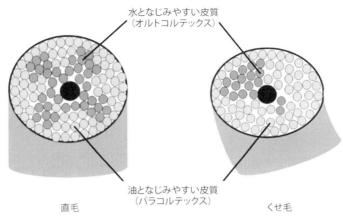

図 12-3　直毛とくせ毛の組成の違い（イメージ図）

毛根の形状が影響するくせで，髪が捻じれることでちぢれが発生します。細い毛質や柔らかい毛質の方に多く見られるといわれます。

　縮毛は，強度のちぢれ，うねり，捻じれを伴うもので，強くくせが出ます。髪質は硬めで伸びるとボリュームが出やすくなり，アフリカ系の黒人の方に多く見られます。

　連珠毛は，髪の毛が一定の間隔で周期的に細くなり，玉をつなぎ並べたようになっています。見た目上のくせはあまり強くありませんが，細い部分は切れ毛になりやすい特徴をもちます。

　遺伝によって生じる先天性毛幹異常疾患とされます。

参考文献
1) 江連美佳子（2018）「美しい髪をめざして―香粧品ができること」，日本香粧品学会誌，**42(1)**，pp.15-20
2) 木嶋敬二ら（2023）『改訂版ヘアサイエンス　毛髪診断士認定講習会テキスト』，日本毛髪科学協会
3) 林和人ら（2009）「ヘアケラチン（hHb6）の遺伝子変異を認めた連珠毛の母子例」，日本皮膚科学会雑誌，**119(12)**，pp.2365-2370

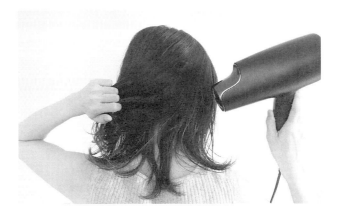

Section 2 ヘアケア

美容院で使っているシャンプーと市販のシャンプーは違うのですか？

Question 13

Answerer 山内 力

2
ヘアケア

美容院で使っているシャンプー（美容院専売品）と市販のシャンプーには，いくつかの違いがあります。具体的には処方の設計，機能性，選び方などの点から**表13-1**のような違いがあげられます。

表 13-1　美容院専売のシャンプーと市販のシャンプー

美容院専売のシャンプー	市販のシャンプー
市販品よりも高価格製品が多い	比較的手ごろな価格
機能性原料が高配合されている製品が多い	機能性原料が高配合されている製品が少ない
髪質やダメージに細分化，特化した製品が多い	誰が使っても過不足なく使用できる
ノンシリコーンのシャンプーがほとんど	シリコーン配合のシャンプーが多い
適度な洗浄力で，泡消えが良好	泡立ちが良く，洗浄力が強い
専門知識を持つ美容師が選んでくれる	自分で選ぶので選択ミスが起こりえる

処方の設計

美容院専売のシャンプーは，求める質感，髪質やダメージに対応して細分化，特化した設計になっています。また，コンディショニング剤，保湿成分などの機能性原料が高配合されています。したがって，成分の濃度も市販の製品よりも高いことがあります。このために，通常，市販のシャンプーよりも高価であることが一般的です。また，品質や成分の選定にコストがかかり，市販のシャンプーほど大量生産ができないことも価格が高い一因となっています。

市販のシャンプーは，誰が使っても過不足なく使用できるような設計になっています。一般的な成分が使用され，コンディショニング剤，保湿成分などの機能性原料は低濃度であることが多くなっているようです。さらに，一般的な成分が多いこと

で大量生産が可能なため，比較的手ごろな価格の製品が多く
なっています。

機 能 性

　美容院で行われる美容工程は，髪を洗った後に，ヘアカラー
やパーマなどの美容施術，さらにはヘアカット，スタイリング
剤の塗布なども行います。このため，シャンプー工程では適切
に洗浄しつつ，その後の工程での作業に影響がないよう，シリ
コーンが配合されていないシャンプーがほとんどです。また，
髪と頭皮を保護・保湿する機能を持っています。シャンプーの
主剤としてはアミノ酸系の界面活性剤が高配合される製品が多
くなっています。また，高品質な香りが施され，美容院の雰囲
気に合った非日常的な香りがする製品が多くなっています。さ
らに，ヘアカラーを楽しむ女性は多く（あるウェブの調査によ
れば，20〜40代女性の81％にのぼる），美容院のシャンプー
はプレーンなタイプでもヘアカラーの色持ちを考慮した製品が
多くなっています。
　市販のシャンプーでは，髪を洗った後の工程については想定
していないために，1回のシャンプーでも綺麗になったように
見えることに重点が置かれています。このコンセプトに基づい
て，泡立ちがよく，シャンプーだけでも髪の毛につやや滑らか
さを付与するために，シリコーン（有機ケイ素）を配合してい
る製品がとても多くなっています。シリコーンはアモジメチコ
ン，ジメチコンなどのように語尾に"メチコ（ン）"あるいは
シクロペンタシロキサンのように"シロキ"が付く名前が多い

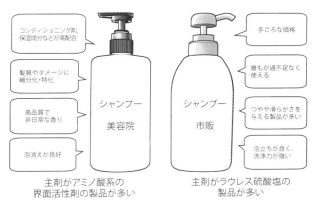

図 13-1　美容院専売のシャンプーと市販のシャンプー

ことも特徴です。これらの名前は化粧品原料国際命名法（INCI）による命名であり，メチコ（ン）はメチ（メチル）＋コン（ケイ素＝シリコン），シロキはシロ（ケイ素＝シリコン）＋ロキ（酸素）から語源を取った名称です。また，通常リンス類（リンス，コンディショナー，トリートメント）とセットになっているシャンプーがほとんどで，これらリンス類を連続して使用する前提での設計を行っているシャンプーは，保湿成分の配合が少ないことがあります。

　また，さまざまな香りの製品が提供されていますが，一般的には美容院のシャンプーほど特徴的な香りではなく，誰にでも好まれる（可もなく不可もない）香りが多くなっています。

　さらに，一般市場では低価格であることも重要なポイントに〔な〕るためにコストを抑えることが求められるようです。シャンプーの主剤としてはラウレス硫酸塩が主剤として配合される製〔品〕が多くなっており，洗浄力が強いものが多くなっています〔（Q〕15 参照）。さらに，ラウレス硫酸塩が主剤の市販シャン〔プ〕ーでは，ヘアカラーの色持ちを考慮した製品が少ないために，

ヘアカラー毛用のシャンプーを選ぶ必要が出てきます。

選 び 方

　美容院のシャンプーは，自分の髪質やダメージに合っている製品をプロの美容師が選びます。また，美容院で店販商品を購入する場合も同様で，プロの美容師がコンサルテーションを行い製品を選んでくれます。具体的には，その人の髪質やダメージを適切に判断して，それに合った商品選びができることが特徴です。

　一方，市販のシャンプーは，数ある商品の中から自分で選ばなければなりません。商品，成分，自分の髪質やダメージに関する知識が豊富でないケースでは，自分に合っていないものを選んでしまうデメリットも考えられます。たとえば，ダメージしてパサパサした髪質なのに，洗浄力の強いシャンプーを選んでしまい，感触がよりパサパサになってしまうケースなどがあります。シャンプーの選び方については，**Q14** も参照してください。

シャンプーの違いによって効果は違うのですか？どんな製品があって，どれを選んだら良いですか？

Question 14

Answerer　山内　力

シャンプーは目的によって効果に違いがあります。髪質・肌質が多様なためです。以下にいくつかの例えを用いて解説します。

頭皮のタイプに対応した製品

図 14-1 のように，頭皮のタイプは乾燥頭皮，脂性頭皮，敏感頭皮，普通頭皮の4つに大別できます。乾燥頭皮向けの製品では，保湿成分が豊富に配合され，髪や頭皮の乾燥を防ぐタイプ，乾燥によるフケやかゆみを防ぐ抗菌剤や抗炎症剤を配合したタイプがあります。脂性頭皮向けの製品は，洗浄力の高い洗浄剤や頭皮の臭いを抑制する成分などが配合されます。敏感頭皮向けの製品は頭皮に対してマイルドな洗浄剤，抗炎症剤など

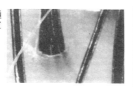

普通頭皮
適度な皮脂量で，毛穴もきれい

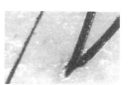

脂性頭皮
髪の毛の根元に皮脂がたまっていることが多い

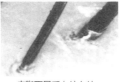

乾燥頭皮（フケ）
皮脂不足でカサカサ。表皮めくれ，フケなども

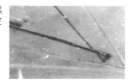

敏感頭皮
敏感な状態で，赤みを帯びることが多い

＊洗髪乾燥後，あぶらとり紙を貼り，30分程度で脂が染み出る
図 14-1　頭皮のタイプの外観

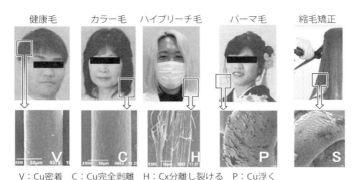

V：Cu密着　C：Cu完全剥離　H：Cx分離し裂ける　P：Cu浮く
S：Cuもろい　＊Cu：キューティクル，Cx：コルテックス

図14-2　化学・熱処理を伴う美容処理をした髪の毛の表面

が配合されます。普通頭皮は選択肢が多いので，プレーンなタイプ以外にも好みで選んでいただいてよいと思います。

　このほか，ヘアカラーの色落ちを防いだり，パーマの持続性を向上させたりする成分が含まれている製品があります。前者では色落ちがしにくく，ダメージが進行しにくい洗浄剤が主剤となっているようです。後者に関しては，ウェーブが出やすくなるような成分，たとえば保湿剤の増量などによって設計されているようです。また，ヘアカラーやパーマを施術すると，日々の物理的損傷（シャンプー等の摩擦），熱損傷，環境要因でのダメージを受けやすくなります。**図14-2**のように，ヘアカラーやパーマをしたことがない健康な髪の毛ではキューティクルが接着しています（V）。ヘアカラーやパーマ施術による髪の毛のダメージが軽度の場合は，キューティクルのリフトアップ（めくれ）が観察されます（P，S）。さらにキューティクルが完全に剥離し（C），最終的には内部の繊維がバラバラになるケースもあります（H）。

　このようなダメージを進行させないためにも，ヘアカラーやパーマ向けの製品は，ダメージの少ない洗浄成分（アミノ酸系

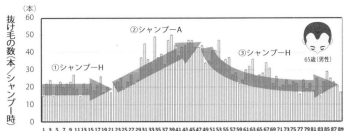

図14-3 シャンプーの変更と抜け毛（シャンプーH→シャンプーA→シャンプーH）

界面活性剤など）をメインとし，コンディショニング成分が高濃度で配合されているものが多くなっていることが特徴です。アミノ酸系界面活性剤は，ラウレス硫酸系界面活性剤に比べ，パサつきやすいヘアカラー毛やパーマ毛に使用するとしっとりとした感触になるのが特徴です。また，コンディショニング成分とは髪の毛の表面に吸着して，摩擦からのダメージを防止することが特徴である成分です。

脱毛対策向けの製品

シャンプーには抜け毛や薄毛の予防をサポートする成分が含まれることがあります。たとえば，フケやかゆみを防ぐ抗菌剤や抗炎症剤，頭皮環境を整えるビタミン類，植物抽出液を配合する製品などがあります。これらの成分には髪の成長の促進，頭皮の状態の改善，毛細血管の拡張などが期待されます。また，**図14-3** に示したように，脱毛対策用シャンプーでない場合でも，シャンプーを変えると抜け毛が増えることがあるので，目分に合ったシャンプー選びが大切でしょう。

ボリュームアップ向けの製品

シャンプーやリンス類（リンス，コンディショナー，トリートメント）は洗い流してしまう製品ですが，髪の毛に吸着してボリュームを与える成分が含まれている製品も販売されています。これにより，髪が軽くふんわりとした印象になります。髪の毛はシャンプーやリンス類を使用する濡れた条件下ではマイナスに帯電（**Q5** 参照）しています。ここに，製品中のプラスを持った成分がイオン結合します。この成分が皮膜を形成する性質を持っている場合，髪の毛に吸着してボリュームを与えるのです。ただし，髪の毛だけではなく頭皮にも吸着されやすいために，わずかながら頭皮のツッパリを感じるケースもあるようです。ちなみに，髪の毛は乾燥状態で他の物質と摩擦した場合は，ほとんどのケースでプラスに帯電します。濡れた条件とは真逆になるのが特徴です。

以上述べた製品は特定の髪質やニーズに対応するように設計されています。効果を期待しすぎた結果，皮膚トラブルを招くことがないともいえません。重要なのは，自分の髪質や頭皮の状態に合ったシャンプーを選ぶことです。また，季節やライフスタイルの変化に応じて，必要に応じてシャンプーを変えることも考慮するとよいでしょう。

参考文献 1）後藤信義（1988）「シャンプーと抜け毛」，皮膚と美容，**20(4)**，pp.9-12

シャンプーの主な成分について教えてください。

Question **15**

Answerer 木嶋 敬二

　シャンプーという言葉は今から約90年前に生まれ，固形の石けんや粉末状の脂肪酸石けんに天然のケイ酸を配合したものが使用されていました。

　約70年前に液状のシャンプーが普及し始め，約65年前にリンスが登場し，シャンプーとリンスの使用が約55年前から定着しました。

　約45年前に，朝晩2回洗髪する朝シャンプーのブームが到来しました。これに伴いダメージヘアを気にする人が増え，ダメージを防ぐコンディショナー入りのシャンプーが開発されました。

　現在では，シャンプー剤は髪の毛や頭皮を洗浄する効果に加え，髪の毛のダメージケア訴求の製品が多くなっています。

　現在のシャンプー剤の主な構成成分を示すと次のとおりです。

●起泡性洗浄剤（洗浄力，すすぎ，泡立ち）
　1）アニオン界面活性剤
　　・ポリオキシエチレンアルキルエーテル硫酸塩など
　　・マイルドな成分として，N–アシルアミノ酸塩，スルホコハク酸塩など
　2）両性界面活性剤
　　・アルキルアシドプロピルベタインなど（皮膚にマイルド）
　3）非イオン界面活性剤
　　起泡状洗浄助剤
　　脂肪酸アルカノールアミド（粘度調整）

ポリオキシエチレン硬化ヒマシ油

●コンディショニング剤
　　　シャンプー時の髪の毛のきしみ，絡まりの予防を目的
　　・カチオン化セルロース
　　　カチオン化グアガム
　　・塩化ジメチルアクリルアンモニウム・アクリルアミド共重
　　　合体等

●有効成分として
　　　抗フケ剤　ピリチオン亜鉛
　　　　　　　　ピロクトンオラミン
　　　　　　　　イソプロピルメチルフェノール等

●パール光沢剤　ジステアリン酸グリコール

●防腐剤
　　　安息香酸，メチルパラベン，塩化ベンザルユニウム，フェ
　　　ノキシエタノール等

● pH 調整剤　クエン酸，リン酸

●色素　黄色4号　緑色3号

●着香料　香料

などが配合されています。

　このように，シャンプーの成分は，単に髪の毛や頭皮を洗浄
する目的だけで配合されるものではなく，髪の毛の洗いやすさ
や，こすれたり絡んだりしにくくすることを目的に，配合が工
夫されています。

15 シャンプーの主な成分について教えてください。　45

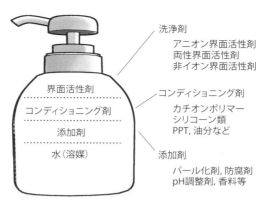

図 15-1　シャンプーの構成成分

参考文献　1）木嶋敬二ら（2023）『改訂版ヘアサイエンス　毛髪診断士認定講習会テキスト』，日本毛髪科学協会

ノンシリコンシャンプー について教えてください。 Question 16

Answerer 中谷 靖章

　シリコンは，洗髪やすすぎの際に髪の毛同士の摩擦を抑え，指通りをなめらかにし，つやを与え，しっとりとまとまりのよい髪に仕上げることに役立つ成分のひとつです。これが配合されていないシャンプーを，ノンシリコンシャンプーと呼びます。一方で，シリコンを配合しているシャンプーをシリコンシャンプーと呼ぶことは，一般的にはありません。

　「シリコン」と呼ばれていますが，正式には「シリコーン」と表記します。このシリコーンは，酸素とケイ素と有機基からなる有機化合物のことで，熱や光に強く，柔軟性があり，撥水性に優れていて，通気性が高いなど，さまざまな特長を持っています。とても安全な素材のため，日用品や食品，工業や医療の分野などで幅広く活用されています。ヘアケア製品では，シャンプーやコンディショナー，ヘアトリートメントなどに配合されています。

ノンシリコンシャンプーのメリット

① 髪に軽さが出る

　一般的に，シリコーン配合のシャンプーは，シリコーンをはじめトリートメント効果のある成分が配合され，洗浄力が優しくしっとりとした仕上がりの洗浄成分が使われていることが多くなっています。そのため，髪の細い方などはボリュームが出にくく，ペタンと潰れてしまうことがあります。ノンシリコンシャンプーは，髪に軽さが出ることが多く，髪が細い方でもふんわりとしたスタイルをつくりやすくなります。

② カラーやパーマへの影響が少ない

　前述の通り，シリコーン配合のシャンプーはしっとりと仕上がることが多いのですが，そのトリートメントによるコーティングのために，カラーやパーマの薬剤が浸透しにくくなっていることがあります。このことから，カラーの染まりやパーマのかかりに影響することが考えられます。ノンシリコンシャンプーでは，その影響が小さくなります。

ノンシリコンシャンプーのデメリット
① 髪がきしむ，手触りが悪くなる

　一般的に，シリコーン配合のシャンプーは，シリコーンをはじめトリートメント効果のある成分が配合され，洗浄力が優しくしっとりとした仕上がりの洗浄成分が使われていることが多く，さらに，シリコーンは洗髪やすすぎの際に髪の毛同士の摩擦を抑える効果があります。そのため，ノンシリコンシャンプーでは髪がきしむ，手触りが悪くなるといった場合があります。

② カラーやパーマで傷んだ髪は，ダメージが進行することも

　シリコーンの作用がないと髪どうしの摩擦が起きやすく，キューティクルが損傷して髪のダメージが進行する場合があります。

　これらのデメリットをカバーするためには，シャンプーをするときには髪を優しく洗う，トリートメントでしっかりと髪の傷みを補修する，髪を乾かす前にはアウトバストリートメントを使うなどの工夫が必要です。

ノンシリコンシャンプーの見分け方

　一般的に商品のパッケージにノンシリコンやシリコンフリーと記載されているので，ノンシリコンシャンプーを探すときの参考となります。パッケージを見てもわからない場合は，全成分表示で「メチコン」「ジメチコン」「ジメチコノール」「シロキサン」という言葉を探してください。シリコーンは先に述べた通り酸素とケイ素と有機基からなる有機化合物の総称ですので，具体的にはこのような言葉がついている成分となります。正確に知りたい場合は，メーカーに確認するといいでしょう。

正しいシャンプーの方法はあるのでしょうか？

Question **17**

Answerer 山内　力

　シャンプーの方法は，個々の髪質や頭皮のタイプ（**Q14**）によっても異なります。個人個人で習慣や好みが違いますので，正しいという表現は適切ではないかもしれません。ただ，ダメージを最小限に抑えて頭皮にやさしいシャンプーの方法はあります。以下は，"ダメージを最小限に抑えて頭皮にやさしい"という意味での正しいシャンプー方法のガイドラインです。そのポイントは髪を優しくいたわるように洗うことです。

①髪の絡まりを取る

　シャンプーをする前に，まず，髪の絡まりや汚れを取るために，目の粗いブラシを使ってブラッシングをします。これによって，シャンプー時の髪の絡まりが抑えられて，シャンプー作業がしやすくなり，髪のダメージを抑えることができます。

②温水で髪と頭皮を洗い流す

　お湯で予洗いすることで，汚れをある程度落とすことができます。一説では髪についたホコリや汚れの6～7割は落ちるともいわれています。またこの予洗いで，シャンプーを髪全体に広げやすくなり，皮脂が除去されるために泡立ちもよくなります。この予洗いですが，時間としては2分程度を推奨していることが多いようです。

③シャンプーを髪と頭皮になじませる

　シャンプーの適量を手の平で伸ばし，髪全体と頭皮になじませてゆきます。必要であれば，シャンプーを手のひらで軽く泡立てます。最初からシャンプーを泡立たせることで，泡がクッションになり髪の毛同士の摩擦によるダメージ（キューティク

1 髪のもつれ汚れをとる
 2 お湯で髪と頭皮を流す
 3 シャンプーを髪と頭皮になじませる
 4 指の腹で頭皮を洗う
 5 十分にすすぐ
 6 トリートメント
 7 髪をやさしくドライ

図 17-1　正しいシャンプーの方法

ルの剥離）を防ぐことができます。したがって，ダメージが激しい髪に対してはシャンプーを泡立たせて塗布したほうが良いといえます。また，いきなりシャンプーを塗布して洗いだすと髪が絡んでしまう原因になり，ダメージを進行させてしまうかもしれません。

④指の腹で頭皮を洗う

　髪に指を差しこんで，爪を立てずに指の腹を使って，頭皮を2cm幅くらいで小刻みにマッサージしながらまんべんなく洗います。爪を立てて洗うと頭皮に傷をつけることもあるので注意が必要です。また，やりがちかもしれませんが，このときにゴシゴシとこすり洗いやもみ洗いしたりすると，髪の毛の内部に空洞ができやすくなります。その結果，髪の毛のつやがなくなってしまうので，注意が必要でしょう。

⑤十分にすすぐ

　指を髪に通しながら，頭皮まで丁寧に洗い流します。耳の後ろや襟足はすすぎが不十分になりやすいので十分にすすぎま

しょう。残留したシャンプーは頭皮を刺激する原因になることがありますので，十分に流すことが重要です。

⑥リンス類をする

必要に応じてリンス類（リンス，コンディショナー，トリートメント）をしましょう。傷んだところを中心に髪全体に塗布，放置してからよく洗い流します。また，リンス類を塗布して少しのあいだ（数分間），放置すると効果的です。必要成分はきちんと吸着するので，指の腹で頭皮もよくすすぎます。

⑦髪を優しくタオルドライする

挟むような感じで水分を拭き取ります。濡れている状態で強い摩擦を受けると，キューティクルが浮いたり，剥離しやすくなったりするので要注意です。

この後に，ドライヤーで髪を乾かします。髪を乾かすときの注意点は，**Q18** で解説します。

参考文献 1）花王株式会社ヘアケア研究所，繊維応用技術研究会編（2019）『ヘアケアってなに？　改定新版』，繊維社

洗髪の後はすぐに乾かしたほうが良いのですか？

Question 18

Answerer 木嶋 敬二・中谷 靖章

　濡れた髪は傷みやすいので，洗髪の後はすぐに水分を取ることが大切です。また，頭皮がいつまでも湿っていると常在菌が繁殖して，フケや臭いの原因になるので注意しましょう。

　まずは，乾いたタオルで根元から丁寧に水分をとります。長い髪の毛先は「ポンポン」と軽く叩き乾かします。ロングヘアーの場合は毛先の絡まりを整えてから乾かしましょう。

　タオルドライの後はドライヤーを使います。

　ドライヤーを高温で長く使用すると髪のタンパク質が熱に

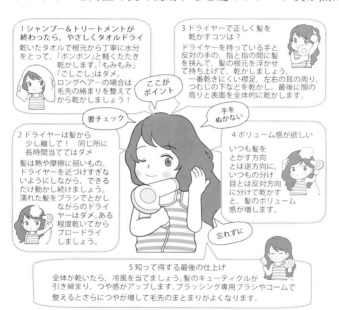

図 18-1　髪の毛の乾かし方

よって変質し，脆く弱くなって強度が低下します。髪を乾かそうと同じ箇所に何度もドライヤーを使うと，髪は乾燥しすぎて，枝毛・切れ毛の原因にもなります。しかし，ドライヤーを使わず自然乾燥すると，もっと髪が傷んでしまうこともあります。髪は，濡れている状態が一番弱い状態だからです。また，自然乾燥すると，頭皮の臭い等の頭皮トラブルの原因になることもあります。

では，どうすればいいのでしょうか？

適切にドライヤーを使って髪を乾かせば，ほとんど傷むことはありません。髪と頭皮のためには，濡れた髪をそのまま放置せず，ドライヤーできちんと乾かすことが重要となります。そのためには，正しいドライヤーの使い方がポイントです。製品によって表示はさまざまですが，多くのドライヤーには，温風（強い風），温風（弱い風），冷風のモードがあります。これらを上手に使い分けましょう。

ドライヤーの使い方

① 洗髪後はなるべく早く，髪の水分をしっかりタオルで拭き取る。

水分が多いと髪が弱い状態でドライヤーを当てることになるだけでなく，乾かすのに時間もかかります。ドライヤーを当てる前にタオルで水分を拭き取ることはとても大切ですが，髪を擦り合わせるようにゴシゴシ拭くのは絶対にしてはいけません。タオルの摩擦でキューティクルがダメージを受けます。タオルで包み込むように，やさしく水分を取り除きます。

②　中間から毛先部分やすでに傷んでいる部分に，洗い流さないヘアトリートメントを塗布する。

　トリートメントを活用すると熱や摩擦から髪の毛をより効果的に保護できます。

③　最初は温風（強い風）で頭皮を意識して根元を乾かす。

　ドライヤーは髪や頭皮から 20 cm 以上離して，同じ箇所に長く当てないようにしましょう。頭皮を傷めます。

④　同じく温風（強い風）で根元から毛先に向かってほとんど乾かす。

　最初は髪の温度はそれほど上がらないのですが，乾いてくると温度が上がりやすくなるため注意が必要です。

⑤　次に温風（弱い風）で根元から毛先に向かって乾かす。

　風が弱いため髪が散りにくく，髪をまとめながらしっかり乾かすことができます。また，前髪を乾かすときにも最適です。

⑥　最後に冷風で根元から毛先に向かって髪を冷やす。

　髪に残っている熱を逃がすことで，過度な乾燥を防ぎます。また，まとまりをキープしつつ，つやを出す効果もあります。

枝毛ができる原因は何でしょうか？

Question 19

Answerer　山内　力

　枝毛の発生にはさまざまな原因が関与しています。以下に，髪の毛の構造上の特徴と枝毛ができる主な原因を解説します。

物理的な力

　髪の毛は細い繊維が多数集まってできています。類似した構造を持っている例としては木や草の茎があります。**図19-1**の左は木を折った写真ですが，まるで枝毛のような外観になっています。この部分に物理的な力を加える目的で，数十回ほど叩いてゆくと**図19-1**の右のように繊維がほぐれ，まるで筆のような形状になります。髪の毛もこのような小さな繊維の集まりでできており，この繊維の束がバラバラにならないようにキューティクルで囲まれています。

　日常生活においては，ブラッシングやタオルドライによる物理的な力（摩擦）によって髪がもつれやすくなります。このとき，絡まりなどもできますが，この絡まりが解ける際に枝毛ができることがあります。また，ブラッシングで同じ部分に何度も力をかけ続けると，枝毛ができることがあります。

　図19-2の左上は自然にできた枝毛で，その下は自動ブラッ

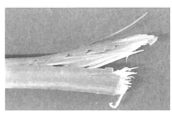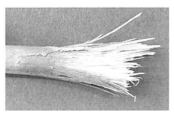

図19-1　折れた木（左）と，叩いて筆のような形状になった様子（右）

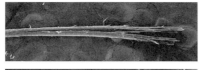
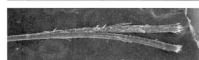
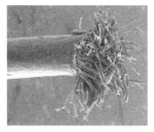

図 19-2　自然にできた枝毛（左上）と自動ブラッシング装置でつくった枝毛（左下），物理的な力を受けて繊維の束がバラバラになった様子（右）

シング装置でつくった枝毛です。両者を比べると，同じような外観であり，髪の毛の繊維がほぼ2つに裂けたようになっています。この外観から，枝毛の発生はブラッシングによる物理的な力が大きく関係していることがわかっていただけると思います。この繊維が裂けた状態で，さらに摩擦などの物理的な力を受け続けると，キューティクルが完全に剥離します。さらに，物理的な力を受け続けると**図 19-2**の右のように，内部の繊維の束がバラバラになった外観になります。

熱や化学処理

　ドライヤーやヘアアイロンなどの熱，パーマやヘアカラーなどの化学処理が過剰に行われて，枝毛が発生しやすくなる場合があります。高温で長時間のドライヤーの使用は，髪の毛の中心の空洞化を起こすことがあります。また，180℃以上のヘアアイロンの使用では，髪の毛のタンパク質が熱変性で脆くなるといわれています。このように，ドライヤーで空洞化した髪の毛やヘアアイロンでタンパク質変性を起こした髪の毛は脆くなるために，ブラッシング等の物理的な力で枝毛ができやすくなります。

栄養不足や健康状態

栄養不足や健康状態の悪化が，髪の毛の健康に悪影響を与えて枝毛ができやすくなることがあります。たとえば，過剰なダイエットによるタンパク質摂取の不足，亜鉛や鉄分等のタンパク質合成に必要な微量金属の不足などが考えられます。

栄養状態と髪の毛の損傷を 118 名に対して調査した研究では，キューティクルが正常な対象者においては乳・乳製品・卵の摂取量が多いことが示されています。髪の毛の約 85％はタンパク質であるために，当然の結果ともいえます。また，髪の毛を含む皮膚関連組織とビタミンその他の微量元素との関係は密接であるとする研究があります。実際，キューティクルが正常な対象者ではカルシウムと鉄の摂取量が多い傾向にあることが示されています。

不適切なヘアケア

髪の毛の長い人がやりがちなことかもしれませんが，シャンプーをするときに髪の毛を束にしてゴシゴシとこすり洗い，もみ洗いをすると髪の毛の空洞化を起こしやすくなるといった研究があります。不適切なヘアケアの結果，髪の毛が脆くなるために，物理的な力がかかった際に枝毛ができやすくなる可能性があります。

外部の環境要因

環境要因として，たとえば，アウトドアスポーツに代表されるような長時間の日光暴露（特にサーフィンのように濡れた髪

で長時間日光を浴びるケース），塩素が含まれたプールの水などで髪がダメージを受けて，枝毛の原因となることが考えられます。

参考文献 1）花王株式会社ヘアケア研究所，繊維応用技術研究会編（2019）『ヘアケアってなに？　改定新版』，繊維社
2）新井道子ら（1995）「ブラッシングによる枝毛の発生に関する研究」，日本化粧品技術者会誌，**29(2)**，pp.125-132
3）若林萌（2014）「走査型電子顕微鏡観察により明らかになった毛髪の損傷形態と栄養状態との関連」，金城学院大学大学院人間生活学研究科論集，**14**，pp.13-20

髪のつやがなくなるのはなぜですか？

Question 20

Answerer　井上 潔

　若い頃は髪につやがあったのに，髪の毛を染めたりパーマをかけたりしたら，つやがなくなったと感じる方も多いと思います。これは，髪の毛のダメージや毛流れの乱れなどがつやに影響しているからです。

　「天使の輪」に象徴される髪のつやは，光の反射によるものです。つまり，光の反射が弱まることが，つやがなくなる要因です。

　まず，髪の毛のつやは面として現れるので，毛流れが整っていることが必要です。髪が絡んでいたり，うねっていたりすると，反射した光はさまざまな方向に拡散してしまいます。そのため，つやがなくなります。

　また，髪の毛1本1本の状態もつやに影響を与えます。髪の毛の表面はキューティクルで覆われていますが，キューティクルが平滑で整っていることが光の反射には大切です。しかし，無理なブラッシングやパーマ施術，カラー施術を繰り返し行いますと，キューティクルの剥離や浮き上がりなどが起こり（**Q14** 参照），表面が荒れて乱反射を引き起こし，つやが低下します。加えて，スタイリング剤などがシャンプーで落とし切れず髪の毛の表面に残る

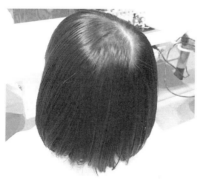

図20-1　髪のつや「天使の輪」

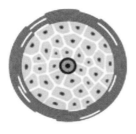
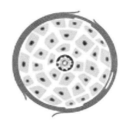

空洞の少ない髪　　　　　　空洞の多い髪
＝健康な髪　　　　　　　　＝傷んだ髪

図20-2　髪の毛の空洞化のイメージ

ことも光の乱反射の原因となり，つやが低下します。

　さらに，つやが出るのには，髪の毛の表面の反射だけでなく，髪の毛の内部の反射も影響しています。キューティクルが損傷した髪の毛に過度なパーマ施術，カラー施術をすると，コルテックスに亀裂が入ったり，空洞が生じたりします。また，ヘアブリーチは髪の毛の内部のメラニン色素を分解し脱色しますが，脱色された後にはメラニン色素があった場所には空洞が生じます。その上，ドライヤーやヘアアイロンの熱やブラッシング時の摩擦によっても空洞化が起こります。

　空洞化が起こると，特に明るい髪色の場合は髪の毛の内部に入り込んだ光が空洞部分で乱反射を起こし，目に入る光量が減ることから，つやが低下します（**図20-3**）。

　なお，空洞化した髪の毛をリンゴ酸を含む水／エタノール溶液で処理すると，髪の毛の中心部に存在するメデュラの空洞が減少し，透明感のある色合いに変化するとの報告もあります。

　このように，髪のつやは毛流れと毛髪ダメージによる影響が大きいので，つやを出したり保ったりするためには，日頃から髪を傷めないようにケアすることが大切です。

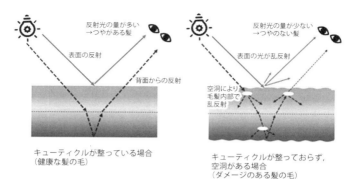

図 20-3 光の反射のイメージ

参考文献 1）佐藤直紀（2006）「美しい髪の機構と毛髪の構造」, 表面科学, **27(8)**, pp.480-484

アイロンやドライヤー等による熱のダメージはケアできますか？

Question **21**

Answerer 木嶋 敬二

　ヘアアイロンは毛に直接当てて高い温度でかけるので，水分量や強度が低下します。高温によって，髪の毛を形づくるシスチン結合の硫黄(S)がひとつ脱落し，ランチオニンが生成されます。ランチオニンの生成反応は一度起こると戻らないため，シスチン結合量は減少し，髪の毛の強度低下につながるのです。これにより髪の毛は硬くなり弾力が低下し，徐々にパーマなどの形が決まりにくく持ちが悪くなり，さらに切れ毛（断毛）が発生することがあります。

　毛の温度と損傷の関係を調べた報告書（当協会研究所）があります。

　ヘアアイロンをいろいろな温度で毛径 0.08 mm の健康な髪の毛に使って，その毛の損傷の程度を観察しました。まず，ヘアアイロンで毛を挟む時間を 3 秒間と決め，140〜200℃の範囲で損傷していない毛を挟んで熱処理をした後，それぞれの髪の毛について引っ張り強度測定器を用いて，破損を引き起こす重量（破断重量）を測定し，未加熱の髪の毛の破断重量に対する低下率を算出したデータです。

　ヘアアイロンの温度を 150〜200℃で 3 秒間，損傷していない髪の毛を挟んで引っ張り強度を測定したところ，150℃ではほとんど影響がありませんでした。180℃で 8.4％，200℃では24.1％も毛の引っ張り強度が低下しました。また，150℃で時間を 20 秒に長くしたとき，引っ張り強度は 12.3％低下しました。

　このことから，髪の毛は温度が高温になるほど，また温度が150℃でも加熱時間が長くなるほど損傷が大きくなることがわ

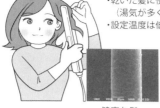

- 必要以上に高温で長時間ヘアアイロンを髪に当てない
- 乾いた髪に使用する
  （湯気が多く出ないよう注意）
- 設定温度は低めにし，何度も同じ箇所を処理しない

健康な髪　　高温で処理し，損傷した髪

図 21-1　ヘアアイロンの使い方

かります。

したがって，ヘアアイロンは120〜140℃の範囲で使用することが，髪の毛の損傷をより少なくすることになります。熱を利用した縮毛矯正またはアイロンパーマでは，一度シスチン結合を切断した状態にしたうえで高温のストレートアイロンにて縮毛を伸ばすまたは高温のアイロンでウェーブを形成するため，アイロンの温度や薬液の強さにより髪の毛に損傷を起こします。

ドライヤーを高温で長く使用するとタンパク質が熱によって変質し，髪の毛は脆く弱くなって強度が低下します。早く乾かそうと同じ箇所に何度もドライヤーを使用すると，乾燥しすぎて枝毛・切れ毛の原因になります。

当協会研究所の報告によれば，ドライヤーは髪の毛から20 cm以上離して使用することによって，髪の毛に与える熱の影響が小さくなり損傷が少なくなります（ドライヤーの使い方は Q18 も参照してください）。

また，風量の多い最近のドライヤーは熱によるダメージが少なくなっています。

参考文献　1）木嶋敬二ら（2023）『改訂版ヘアサイエンス　毛髪診断士認定講習会テキスト』，日本毛髪科学協会

ブラッシングによる摩擦はダメージにつながりますか？

Question 22

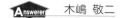 木嶋 敬二

　ブラッシングやシャンプーの摩擦によって，髪の毛は損傷することがあります。特にブラッシングやシャンプーのやり過ぎは，キューティクルの損傷につながります。

　ブラッシングを行う基本的な順番は，毛先，中間から毛先，根元から毛先とします。これがキューティクルの保護になります。

　毛の損傷を少なくするには，ブラッシングの回数を減らす，オイルやブローローションなどを使うことも効果的です。シャンプー時は毛をこすらないように，軽く頭皮を中心に洗います。

　ブラッシングは毛についたほこりを落としたり，絡みつきを直したりしますが，必要以上に行ったり，絡んでいる毛に無理に行うと，キューティクルの割れや剥がれが起こり，また髪の毛が伸ばされ内部構造に影響を与えることがあり，さらに切れ毛の原因にもなります。

　当協会研究所が行ったヘアブラシによる毛の摩擦試験のデータがあります。試験は未処理毛（パーマ，ヘアカラーなどの施術をされていない毛）を用いて，ナイロン製のブラシ，ポリエチレン製のブラシ，猪（豚）毛のブラシで摩擦試験を行いました。その結果，ナイロン製のブラシで約1,000回，ポリエチレン製で約3,000回，猪（豚）毛で約8,000回のブラッシングで毛が損傷しました。

　パーマ，ヘアカラーあるいはブリーチの施術をした毛は，ブラッシングによって毛に与える損傷が少ないとされる猪（豚）毛のブラシでも，3,000回（1日100回×30日）程度のブラッシングでキューティクルに損傷が起きました。

参考文献　1）木嶋敬二ら（2023）『改訂版ヘアサイエンス　毛髪診断士認定講習会テキスト』，日本毛髪科学協会

パーマ，ヘアカラーを施術した後のお手入れの方法を教えてください。

Question 23

Answerer 山内 力

　パーマやヘアカラー（酸化染毛剤）の施術後は，優しいケアが必要です。以下に，パーマやヘアカラーなどの化学処理を行った髪の毛がダメージしやすい原因，施術後のお手入れの方法をいくつかご紹介します。

化学処理毛の特徴

　図 23-1 に示したように，ヘアカラーやパーマ剤を 1 回施術しても髪の毛の表面はほとんど変化しませんが，ブラッシングなどの摩擦で徐々にキューティクル（Cu）が浮き上がってきます（リフトアップ）。これは，キューティクル表面の 18-MEA（結合脂質）やキューティクル間の接着成分である細胞膜複合体（CMC）が消失するためです。

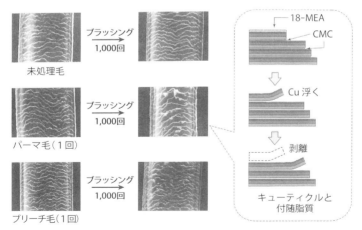

図 23-1　化学処理毛はキューティクル（Cu）が浮きやすい

18-MEA の消失は床のワックスがなくなった状態に似ており，摩擦抵抗が大きくなり，表面がざらざらして滑りにくくなります。ヘアカラーなどの施術を経験したことがあれば，この感触の変化はわかるかと思います。この理由により，化学処理した毛ではシャンプー，タオルドライ，ブラッシングなどで摩擦されると，キューティクルがリフトアップしやすくなります。さらに，CMC が消失しているために，日々の摩擦を繰り返すとキューティクルが徐々に剥離してゆきます。最終的に，キューティクルがすべて剥離してしまうと，キューティクルの内部にある繊維の束であるコルテックスが裂けて，枝毛・切れ毛にまで進行します。

専用のシャンプーの使用

髪の毛は濡れている状態ではキューティクルがダメージを受けやすくなります。身近な例では，ガラス瓶についた紙シールを取るときに，水に濡らすと紙が脆くなり，剥がれやすくなるのに似ています。したがって，ダメージ毛用あるいはヘアカラー毛専用のシャンプーとトリートメントを使用することで，濡れている状態でのキューティクルのダメージ進行を抑制できます（**Q14** 参照）。また，シャンプーをするときにもいくつか注意点があります（**Q17** 参照）。

摩擦を低下させるケア剤

ダメージ毛におけるキューティクルのリフトアップ・剥離を抑制するためには，キューティクル表面の滑りを良くすること

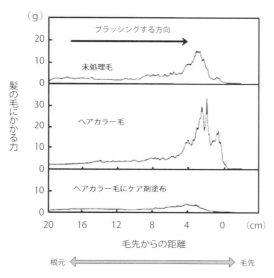

図 23-2　毛先からの距離と髪の毛にかかる力

が最も効果的です。具体的には，インバス・アウトバスのトリートメント，ヘアオイル，シリコーン高濃度配合製品，その他の油分が高配合されている製品などを使用することが良いでしょう。

図 23-2 は，いろいろな髪の毛にブラッシングして，そのときに髪の毛にかかった力を測定した結果です。ブラシを入れる根元よりも毛先方向で力が大きいことがわかると思います。別な言い方をすると，ブラッシングでは毛先方向がダメージを受けやすいといえます。

また，ヘアカラー等の化学処理をしていない未処理毛に比べると，ヘアカラー毛ではより大きな力がかかっていることがわかります。これは，前述のように，ヘアカラー毛では髪の毛の表面の 18-MEA が消失しているために摩擦抵抗が大きくなり，滑りにくくなっているためです。このヘアカラー毛にケア剤を

塗布すると，髪の毛にかかる力は著しく低下しました。このように，髪の毛の摩擦を低下させるケア剤を使用することで，パーマ毛やヘアカラー毛のキューティクルのダメージ進行を防ぐことができます。

　その他，熱から髪を守ることも重要になってきます。パーマやヘアカラーをした髪の毛は繊細なので，熱を加えるドライヤー，ヘアアイロン等を使用する場合は，できるだけ低温設定を選択することや，1か所に熱がかからないように工夫することがポイントになります。また，紫外線対策も重要になってきます。太陽光中の紫外線は髪色の退色やダメージの原因になります。特に，髪の毛の表面の 18-MEA が消失しやすくなり，極端なケースでは髪の毛がパサパサになることがあります。さらには，汗をかいた状態や濡れた状態で長時間紫外線を浴びると，メラニン色素の分解により髪の毛の色が明るくなるケースがあります。これを防止するためには外出時には帽子や日傘を利用するか，UV カット効果のあるヘアケア製品を使用して保護することが効果的です。

参考文献　1）山内力（1997）「ブラッシングによる枝毛発生に関する研究」，『すてきにヘアケア（'97 ヘアケア読本Ⅲ）』，NOW 企画，pp.112-115

静電気のダメージを防ぐにはどうすればいいですか？

Question 24

Answerer 井上　潔

　下敷きを髪の毛に擦り合わせて逆立てたことがあるかもしれません。これは，物質同士を擦り合わせると，一方はプラスの，もう一方はマイナスの静電気を帯びることが原因です。

　乾いた髪の毛にナイロンブラシをかけるとブラシに髪の毛がまとわりつくのは，摩擦によって髪の毛はプラスに，ブラシはマイナスに帯電し，引き合うためです。

　静電気を帯びたもの同士を擦り合わせると摩擦も大きくなります。髪の毛は，摩擦の物理的な力が加わるとキューティクルの剥離など損傷を引き起こします。これを防ぐためには，摩擦を起こさないように日常のヘアケアに気を使うことです。

　帯電列という，帯電しやすさを示すものがあります（**図24-1**）。この列の近いもの同士を擦り合わせても静電気の発生量は少なく，遠いもの同士を擦り合わせると静電気の発生量は大きくなります。

　このことから，ブラッシングによる損傷から髪の毛を守るには，

- ・静電気が発生しにくい素材のブラシを用いる（静電気が発生しにくいブラシの材質は，天然毛（豚毛，羊毛等）＞アクリル＞ポリエチレンの順）。
- ・ブラッシングの前には，帯電防止剤などが配合された静電気の発生を防ぐヘアケア製品を用いる。

などの対策が考えられます。

　摩擦は，乾燥した状態で発生しやすくなります。冬場にセーターなどを脱ぐときに静電気が発生するのは，空気が乾燥しているためです。

24　静電気のダメージを防ぐにはどうすればいいですか？　　71

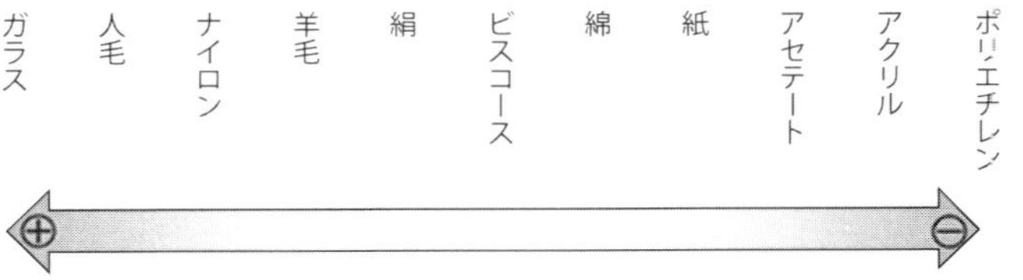

図 24-1　帯電列

　また，健康な髪の毛には，11〜13％程度の水分が含まれ，保持されています。しかし，髪の毛がダメージを受けると，水分を保持する力が失われ，冬場などは乾燥しやすくなります。すると，静電気も発生しやすくなりますので，日頃から髪の毛を傷めないように注意を払うことが大切です。

参考文献　1）小玉操一・五十嵐良一（1972）「繊維および繊維製品の帯電性」，繊維機械学会誌，**25(9)**，pp.587-600
　　　　　2）日本毛髪科学協会，毛髪に関する数字，
　　　　　https://www.jhsa.jp/hair-skin-knowledge/hair-knowledge/
　　　　　hair-statistics/（2024 年 8 月 20 日確認）

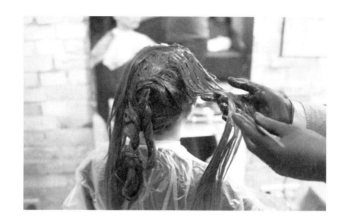

Section 3 ヘアカラーとパーマ

美容院でのヘアカラーと市販のヘアカラーの違いは何ですか？

Question 25

Answerer　山内　刀

　美容院でのヘアカラーと市販のヘアカラーは，成分の違い，施術の技術などの点から，表のような違いがあげられます。以下ではヘアカラー（2剤式の酸化染毛剤）の特徴を美容院でのヘアカラーと市販のヘアカラーの違いについて述べます。

表 25-1　美容院でのヘアカラーと市販のヘアカラーの違い

美容院でのヘアカラー	市販のヘアカラー
多彩な色味・リクエスト，髪のダメージに対応	失敗が少ないように設定されている
コンディショニング成分が高濃度	コンディショニング成分に低濃度が多い
アルカリ剤はアンモニアの配合が多い	アルカリ剤はモノエタノールアミンの配合が多い
髪の状態や希望に合わせ，最適な結果が得られる	知識・経験不足から適切な結果にならないことがある
専門的なコンサルテーションが提供される	専門的なコンサルテーションが提供されない

製品の違い

　美容院でのヘアカラーは美容師（プロ）が使うことを前提につくられています。そのため，さまざまな色味で，幅広いリクエストに対応でき，髪のダメージにも合わせられるような設計がしてあります。また，美容師向けに幅広いテニックに対応したカタログがメーカーから配布されており，これに従って施術が行われます。現在では，美容院用のヘアカラーをインターネットで購入される方もいるようですが，上手に施術できない例が多いのはひとつはこの理由によります。

　一方，市販のヘアカラーの大きな特徴としては一般の方（素人）が使うことを前提につくられています。そのため，失敗が少ないように設定されています。製品の外箱などに使用方法が記載してありますが，必要最低限の説明となっています。

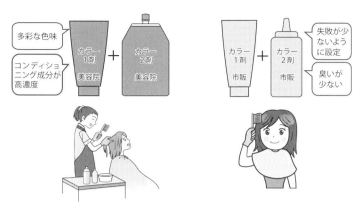

図25-1　美容院のヘアカラー製品と市販のヘアカラー製品の違い

成分の違い

　美容院で使用されるヘアカラー製品は正規で一般に流通するものではなく，美容師向けに専門的に開発されたものです。一番の特徴は，ダメージを抑制するコンディショニング成分が高濃度で配合され，色持ちも良い処方になっているものが多くなっていることです。市販のヘアカラーは一般に手軽に購入できますが，個々の製品の品質が異なります。多くの市販のヘアカラーは髪を染めることのみを第一の目的にしているために，コンディショニング成分の濃度は低く設定されているケースが多いようです。

　また，ヘアカラー製品には発色や脱色を促進するためにアルカリ剤が配合されています。美容院で使用されるヘアカラー製品にはアンモニアが配合されることが多く，市販のヘアカラーにはモノエタノールアミンが配合されることが多くなっています。

　これらのアルカリ剤には一長一短があります。まず臭いに関してですが，アンモニアは揮発性が高く，特有の刺激臭がある

ために好ましいと感じる人が少ない傾向です。他方，モノエタノールアミンは揮発性が極めて低いために，臭いを感じにくいのが特徴です。

次に，これらのアルカリ剤の肌への残留性ですが，揮発性の高いアンモニアは皮膚への残留性が低い傾向で，揮発性が極めて低いモノエタノールアミンは残留しやすい傾向といえます。したがって，肌が弱い方は皮膚トラブルを考慮する必要があるといえます。

技術面の違い

美容院の美容師は美容学校と現場で専門のトレーニングを受け，ヘアカラーや髪の毛の専門知識を持っています。したがって，顧客の髪の状態や希望に合わせて，最適なカラーリングを提供できます。一方，市販のヘアカラーは一般の人が使用することを想定しています。専門的な知識がない場合，自分で塗布することが求められますが，知識・経験不足から適切な結果にならないことや，選択した製品によっては髪にダメージを与える可能性が高まります。

カスタマイズとコンサルテーション

美容師は顧客に合ったカラーリングを提供するために，髪の状態や肌のトーンなどを考慮してカスタマイズできます。また，カラーの前に髪の診断や相談が行われることが一般的です。一方，市販の製品では，顧客の個別の髪質や希望に合わせて調整するための専門的なコンサルテーションが提供されません。こ

れらの違いから，特に髪の化学処理の履歴が複雑であったり，特別なカラーリングが必要だったりする場合は，美容院でのヘアカラーがおすすめです。一方で，簡単なカラーリングや手軽なカラーチェンジを希望する場合は，市販のヘアカラーも利用できます。

ヘアカラー施術後に頭皮がかゆくなるのはなぜですか？

Question 26

Answerer　山内　力

　かゆみは，体を守る防御反応のひとつと考えられています。ヘアカラー（酸化染毛剤）施術後に頭皮がかゆくなる原因で，最も多いのは一次刺激があります。以下は一般的な要因ですが，具体的な原因は個人や使用したヘアカラー剤によって異なる可能性があります。

一次刺激

　使用中や直後から肌がピリピリしたり赤くなったりして，すぐに異常が生じるタイプ。一定濃度以上の原因物質の刺激で発症します。アンモニアや過酸化水素などの化学物質が刺激となり，かゆみや頭皮の炎症を引き起こすことが多いようです。化学物質は適量であれば有効な効果を示しますが，その濃度を超えると一次刺激にもなるケースもあり，個人差も大きいようです。身近な例では，お酢の成分があります。お酢の成分は酢酸（さくさん）が約5％濃度で配合されていますが，平気で飲める人もいれば，刺激を感じて飲めない人もいます。ただ，この酢酸も濃度が高くなり100％近くになると皮膚に対して悪影響があり，接触時間が長くなると火傷状態を引き起こします。

　一次刺激によるかゆみは，原因となった刺激物質を取り除くと回復することがほとんどです。したがって，なるべく速やかに，丁寧に洗浄を行います。また，必要に

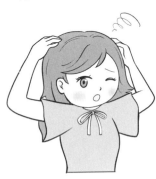

図 26-1　頭皮のかゆみ

応じて市販のステロイド（副腎皮質ホルモン）軟膏などを塗布することで，炎症が収まるとともにかゆみも治まるケースも多くあります。

アレルギー反応

　使用中，使用直後は特に異常はなく，1～2日経つと腫れやかゆみが出たり赤くなったりするタイプで，抗原抗体反応に基づく遅延型アレルギー反応によるものです。ヘアカラー剤に含まれるジアミン系などの染料に対するアレルギー性接触皮膚炎（かぶれ）がかゆみの原因であるケースが多いようです。ただ，この原因物質（抗原）は1種類だけでなく複数持っているケースも多くあります。

　抗原抗体反応の簡単なメカニズムは，**図 26-2** のように抗原が体内に侵入したときにIgE抗体がつくられて肥満細胞表面の表面に結合します（スタンバイ状態）。次に，抗原が体内に侵入したときにIgE抗体に抗原がキャッチされるとヒスタミンなどの化学伝達物質が放出されアレルギー反応とかゆみを引き起こします（発症）。

　このアレルギー反応は，一度起こると，時間が経ってからでも同じ抗体と接触することで，アレルギー反応を起こします。ただし，それまでヘアカラーを

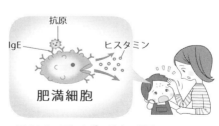

図 26-2　アレルギー反応の原因

継続的に使用していて発症したことがなくても，突然発症する
ケースも稀にあります（スタンバイ状態になっているケース）。
したがって，法律上は使用ごとにパッチテストすることが義務
付けられていますが，行っていないケースがほとんどです。こ
のため，市販のヘアカラー剤を使用する場合には注意する必要
があるでしょう。また，アレルギー反応は交叉反応があるため，
パラフェルレンジアミンに似た化学構造を持つ成分，たとえば
アゾ染料（インク），パラベン（防腐剤），4-アミノ安息香酸
（サンスクリーン剤），アミノ安息香酸エチル（麻酔剤），また
塩酸ジブカインの入った目薬や点鼻薬，サルファ剤の入った化
膿止め軟膏でかぶれた経験のある人は注意が必要でしょう。こ
のようなヘアカラー施術後のアレルギー性接触皮膚炎に類似し
た反応には，喘息，花粉症などがあります。

乾　燥

　冬場の乾燥した環境などでは皮膚のバリア機能が低下して敏
感になり，かゆみを感じやすくなります。たとえば，真冬の寒
い日にお風呂に入ったときにヒリヒリと痛い経験をしたことが
あるかもしれません。これは，皮膚が乾燥して敏感になった状
態で 40℃前後の熱が刺激になるために起こります。これと同
様に，ヘアカラー施術でも，一時的に頭皮が乾燥した状態にな
ることが多くなっています。ヘアカラーには油分や界面活性剤
などが配合されており，皮膚の油分を除去するために，肌が一
時的に乾燥して，かゆみを感じやすくなります。この影響でヘ
アカラー施術後に頭皮がかゆくなる人も多いようです。ただし，

皮脂が除去されても，6時間ほど経過するとおおよそ8割の皮脂は回復します。したがって，この皮脂が除去されてかゆくなるケースでは，一過性でかゆみも治まることが多いようです。

かゆみが出てしまったら

かゆみが弱い場合などはステロイド軟膏（副腎皮質ステロイド薬）などを使用することで治まるケースもありますが，かゆみが強い場合や症状が持続する場合は，美容師や皮膚科医に相談することが重要です。特にアレルギー反応や化学物質過敏症反応の可能性がある場合は，専門家の診断と指導が必要です。

ヘアカラー施術後にアレルギー性接触皮膚炎になった場合に，それ以降も酸化染毛剤を使用すると再びアレルギー性接触皮膚炎になる確率は高いので，他の酸化染料を含有しないヘアマニキュア等のカラーを使用したほうが良いでしょう。ヘアマニキュアは明るい髪にしか染まりませんが，明るい髪にするために使用するブリーチ剤には，アレルギーの原因物質である染料は配合されていません（ブリーチ，ヘアカラー，ヘアマニュキアの違いについては**Q28**も参考にしてください）。

ヘアカラーの色持ちを良くするシャンプーはありますか？

Question 27

Answerer　山内　力

　ヘアカラーの色持ちを良くするためには，専用の色持ちをサポートするシャンプーを選ぶことが効果的です。製品は使用目的別に2つに大別できます。ひとつは染めた色の退色を抑えるヘアカラー毛専用シャンプーで，もうひとつは，染めた色をキープする目的で色素を配合したヘアカラーシャンプーです。シャンプーの色持ちなどの比較検証をするウェブサイトは多数ありますが，上位を美容院専売品が独占する結果になっています。**Q13**で述べたように，美容院専売品と市販品では配合成分の違い，機能性の違いがあるためです。

　以下は，色持ちをサポートするためのシャンプーおよび一般的なアドバイスです。

ヘアカラー毛専用シャンプー

　カラーセーフシャンプーともいわれ，ラウレス硫酸系界面活性剤など，色素を落とす可能性のある洗浄成分は無配合または低濃度で設計されています。その代わりにアミノ酸系界面活性剤や両性界面活性剤を主剤にすることによって，ヘアカラーの色持ちをサポートします。アミノ酸系界面活性剤はラウロイルメチルアラニンNa，ココイルメチルタウリンNa，ココイルグルタミン酸系，両

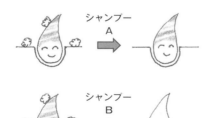

図27-1　シャンプーとヘアカラーの退色のイメージ

性界面活性剤はコカミドプロピルベタインなどがよく使われています。

　ヘアカラーの色味や色持ちを考えると，ヘアカラー施術の当日は色が定着していないために，シャンプーをしないほうが色落ちは抑えられます。ただ，どうしてもシャンプーをしたい場合は，ゴシゴシ洗うのではなく，シャンプーやコンディショナーの量をいつもより少なくして，頭皮を中心に手短に洗う方法を試してみると良いと思います。ヘアカラー毛専用シャンプーはあくまでも対症療法ですので，過度な色持ちは期待しないほうが良いかもしれません。

ヘアカラーシャンプー

　染めた色をキープするための製品と染色を主な目的とした製品があります。いずれもシャンプーに塩基性染料を配合して染色するものが主流です。

　メリットは，①手軽にヘアカラーの色落ちを防げる，②髪色に合わせてさまざまな色味の製品がある，③継続使用で徐々に染まること。デメリットとしては，①通常のシャンプーよりは泡立ちが悪く洗浄力も低め，②黒髪には染まらない，③手に染料が付着しやすい，などがあります。

　ヘアカラーシャンプーのポイントは，選び方，使用し始めるタイミング，使い方，使用頻度などです。選び方は自分の髪色に合わせた色選びがポイントになりますが，色落ちの過程や次にヘアカラーをすることを考えるとプロの美容師に相談することが良いでしょう。

27　ヘアカラーの色持ちを良くするシャンプーはありますか？

使用し始めるイミングは，少し色落ちしてきたときで，明るめのヘアカラーの場合はヘアカラー施術1～2週間後が目安となります。もちろんヘアカラー施術直後から使い始めても構いませんが，ヘアカラー施術の当日は色が定着していないために，24時間以上空けたほうが色落ちは抑えられます。

使い方は，ヘアカラーシャンプー使用後はすぐに洗い流さず，3～5分放置して，ぬるめのお湯で洗い流します。濃く染めたい場合は，原液を直接髪に塗布すると効果がアップします。

使用頻度は，十分効果を発揮する3日に1回程度で十分です。ただし，ヘアカラーの退色が進行してしまった場合は，毎日使用しても良いでしょう。ヘアカラーシャンプーで色をキープしようと思っても，期待通りの結果が得られない可能性もあります。製品の注意書きをよく読む，専門知識を持っている人に相談する，特徴を調べるなどが失敗しないコツとなるでしょう。

ヘアカラーの退色の要因

ヘアカラーの退色の要因はいくつかありますが，染めた毛の退色・変色は日光（紫外線）により色が壊れることが大きく影響します。色持ちを良くするためのアプローチとしては，紫外線吸収剤を配合したヘアケア製品の使用のほか，日傘，帽子の着用も推奨されます。

> 注：化粧品は全成分表示が義務であり，1％以上の成分は配合量の多いものから記載するルールがあります。したがって，アミノ酸系界面活性剤や両性界面活性剤が上位にきているものを選ぶのがポイントです。ちなみに，配合量の多い水は必ず1番目に記載されています。

界面活性剤は生産上，作業上の理由から30数％の濃度で製造・販売されることが多いためです（当然，60数％は水になります）。

参考文献　1）マイベスト，カラー後シャンプーのおすすめ人気ランキング15選【徹底比較】，
https://my-best.com/10188（2023年12月22日確認）

ブリーチ，ヘアカラー，ヘアマニキュアの違いは何ですか？

Question 28

Answerer 山内　力

いろいろな視点からの違いがあり，一言では説明できないので表にまとめました。この**表28-1**をもとに解説します。

名　称

ブリーチ，ヘアカラー，ヘアマニキュアは通称です。これらのヘアカラーリング製品のヘアカラー工業会による分類[1]では，それぞれ，脱色剤・脱染剤，永久染毛剤，半永久染毛料とも呼ばれます。

対象となる毛

ブリーチは黒髪や染色毛を，ヘアカラーはすべての毛に対して，ヘアマニキュアは明るい髪の毛や白髪を対象としています。

表28-1　ブリーチ，ヘアカラー，ヘアマニキュアの分類と違いなど

	ブリーチ	ヘアカラー	ヘアマニキュア他
業会分類	脱色剤・脱染剤	永久染毛剤	半永久染毛料
薬機法分類	医薬部外品		化粧品
主な対称毛	黒髪，染色毛	すべての毛	明るい毛，白髪
発色原料	無配合	無色の酸化染料	有色の色素
発色機構	酸化反応でメラニンを脱色	酸化反応で発色脱色も同時進行	色素がタンパク質とイオン結合
製品剤型	1剤＋2剤	1剤＋2剤	1剤式
脱色毛の断面および染色毛の断面	黒毛 ➡ 脱色毛		
持続期間	永久的	1〜3か月	3〜4週間
毛髪ダメージ	起きやすい	起きやすい	とても起きにくい

3　ヘアカラーとパーマ

発色原料

　ブリーチは染料無配合ですが，ヘアカラーは染料を含みます。ヘアカラーは無色の酸化染料（**Q29** 参照）が酸化反応で重合することで発色します。いずれの製品もメラニン色素を分解しますが，ブリーチは髪を明るくするだけで，ヘアカラーは髪を明るくしたところに色を足すことができます。酸化反応を利用しているために髪の毛に対するダメージは起きやすい製品です。

　一方，ヘアマニキュアはもともと色のついたタール色素が髪の毛の中に入り，髪の毛の主成分のタンパク質とイオン結合して染まります。そのため，黒髪に使用しても，黒髪に色を足したことになるので，髪の毛の色はほぼ変化はしません。したがって，対象とする毛は明るい毛や白髪となります。タール色素は別名酸性染料と呼ばれているために，ヘアマニキュアのなかで，酸性染料を配合した製品のことを酸性染毛料あるいは酸性ヘアカラーとも呼びます。この酸性ヘアカラーは皮膚に染まりやすいタイプなので美容院で施術することが多くなっています。半永久染毛料にはヘアマニキュア以外にも塩基性染料を使うカラーシャンプー，カラートリートメントなどがあり，市販の製品で多くなっています。これら半永久染毛料はイオン結合による発色なので髪の毛に対するダメージはかなり起きにくい製品となっています。

　以上の脱色剤・脱染剤，永久染毛剤，半永久染毛料以外にも一時染毛料と呼ばれるものがあります。一時染毛料は 1 回のシャンプーで洗い流せるタイプの製品で，ヘアマスカラ，カラースプレー，カラークレヨンなどがあります。

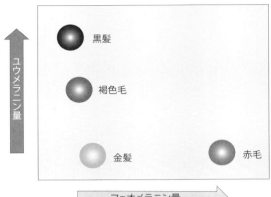

図 28-1　ユウメラニンとフェオメラニンの含有量による髪色の発色の違い

製品剤型

　ブリーチ，ヘアカラーは1剤と2剤を混合した後に髪の毛に塗布します。また，市販の製品では1剤と2剤がワンプッシュで混合して出てくるタイプや，液状の1・2剤をポンプフォーマーに入れて使用するタイプなどさまざまです。1剤はアルカリ性で染料を含み，2剤は過酸化水素を含むのが特徴です。

　一方，ヘアマニキュアは1剤式の製品です。また，酸性ヘアカラーのpHは3くらいに，カラーシャンプー，カラートリートメントのpHは5～6.5くらいに設計されています。

染色毛の断面

　図28-1のようにアジア人に多い黒髪では，髪の毛は褐色から黒色のユウメラニンを多く含むために，ブリーチをした髪の毛の断面は**表28-1**のように色素が分解されて明るい外観となるのが特徴です。また，ヘアカラーをした髪の毛の断面は髪の毛の中心部（メデュラ）まで染色されていることがわかります。

これは酸化染料の分子量が小さいために，髪の毛の中心部にまで浸透して発色するためです。したがって，色持ちも長く持続します（1〜3か月）。他方，ヘアマニキュアをした髪の毛の断面は髪の毛の内側に色素が入っていますが，中心部までは染色されていません。これは，ヘアマニキュアで使用している色素の分子量が大きく，髪の毛の中心部まで到達できないことが主な理由で，このような染色断面になります。したがって，色持ちもヘアカラーより短くなっています（2〜4週間）。

参考文献 1) 日本ヘアカラー工業会，ヘアカラーリング製品の分類（詳細），
https://www.jhcia.org/information/1_classification.html
（2024 年 6 月 20 日確認）

ヘアカラーのおしゃれ染めと白髪染めの違いはあるのですか？

Question 29

Answerer　山内　力

　一言でいえば，白髪染め（グレイカラー）は，白髪（グレイヘア）を黒または黒に近い色に染めるもの，おしゃれ染め（ファッションカラー）は，黒系以外の明るい色（ブラウン系，レッド系など）に染めるものです。ただ，染める色以外にも，いろいろな違いがあります。

対象となる髪

　おしゃれ染めは，別名ファッションカラーともいい，主に髪の色を変えるために使用します。髪の色を変えるとともにベースの髪色を明るく（ハイライト），または暗く（ローライト）するために使用される酸化染毛剤のことで，髪に色がある場合（黒髪，染色毛）に使用されることが多くありますが，明るい髪に染めることもできる万能ヘアカラーです。

　おしゃれ染め以外に髪の色を変える製品には，前述したヘアマニキュアなどがあります。こちらは，黒髪に染めても色の変

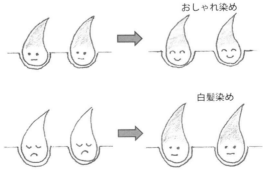

図 29-1　おしゃれ染めと白髪染めのイメージ

化はほとんどなく，白髪や明るい髪（ブリーチ毛など）に色を入れて楽しむために使います。

　一方，白髪染めは，別名グレイカラーともいい，白髪や明るい髪を黒または黒に近い色に染めるために使用されます。加齢による白髪を隠すケース，就職活動のために明るい髪色を黒くするケースなどで使用されます。白髪染めには酸化染毛剤が主に使用されます。これ以外に白髪を黒または黒に近い色に染めるものはヘアマニキュア，通称オハグロ式と呼ばれる非酸化染毛剤などがあります。オハグロ式とは，江戸時代まで既婚女性が歯を黒く染める習慣（オハグロ）からきています。このオハグロと同様の原理を使い，酸化反応を伴わないで白髪染めを行うのがオハグロ式染毛剤です。

製品の特性

　おしゃれ染めのメリットとしては，脱色力が強い，明るい色を発色させやすい，すべての髪の毛に色を入れられるなどがあげられます。デメリットとしては，白髪染めに比べると色持ちが悪い，白髪は染まりが悪いなどがあげられます。このため，染めた色が徐々に退色していくので，定期的なリタッチ（染め直し）が必要です。

　白髪染めのメリットとしては，白髪を染めて髪の毛を暗くする，色持ち期間が比較的長いなどがあります。ただし，新しく生えてくる白髪にはリタッチが必要です。デメリットとしては，白髪染めをしてしまうと明るくすることが難しいことがあげられます。これは，染料が高濃度で配合されているためです。

29　ヘアカラーのおしゃれ染めと白髪染めの違いはあるのですか？

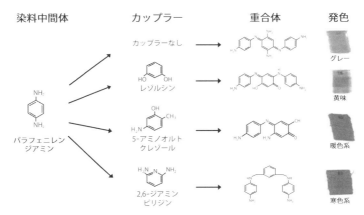

図 29-2 染色剤と染色の仕組み

染める仕組み

通称ヘアカラーと呼ばれる製品は2剤式の酸化染毛剤をさしていて、1剤の主成分は酸化染料、アルカリ剤、2剤の主成分は酸化剤や酸からなります。おしゃれ染めも白髪染めも髪を染める仕組みとしては同じです。大きな違いは脱色作用と染色作用のバランスが異なることです。

おしゃれ染めは脱色作用が強く設計されています。メラニン色素が残っているときれいに発色しないために、脱色作用を強くしています。明るい色に脱色することで、少ない染料でも色がきれいに発色しやすくなるのです。

一方、白髪染めは染色作用のほうが強く、カラーも明るい色よりも暗い色が多くなっています。これは、白髪が黒髪に比べて染まりにくいためです（この原因についてはまだ解明されていません）。

また、白髪染めとおしゃれ染めは使用している染料の種類や濃度が違います。**図 29-2** のように、ヘアカラーに使用される酸化染料には主に染料中間体とカップラー（調色剤）の2つが

あります。染料中間体は単独で2剤と反応して暗い色になります。一方のカップラーは単独で2剤と反応しても発色することはなく，染料中間体と併用することでいろいろな色調に発色します。白髪染めは染料中間体が大量に配合されており，おしゃれ染めは染料中間体以外にも数種類のカップラーが配合されていることが特徴です。

さらに，白髪染めは髪を明るくする必要がないために，2剤（過酸化水素）濃度が低く設定されているケースが多くなっています。

白髪染めとおしゃれ染めの選び方

白髪染めとおしゃれ染めのどちらを選ぶかは，個々の好みや目的にもよります。特に，白髪の程度，白髪の生えている部位，希望する髪色・明るさなどによって変わってきます。白髪が多くて気になる，目立つ部位に生えている場合は，白髪染めを選べば全体的にカバーすることができます。白髪が少なく，目立たない場所に生えているという場合は，おしゃれ染めでカバーできることがあります。重要なのは，髪の状態なども考慮し，"どんな仕上がりにしたいか"ということです。自分での判断が難しい場合は，美容師にアドバイスをもらうと良いでしょう。また，おしゃれ染めと白髪染めを混ぜるテクニックもありますが，素人が行うと希望の色・明るさが出ない可能性があるのでプロの美容師に任せるのが無難でしょう。

さらに，最近，白髪交じりの黒髪を部分的にブリーチしてコントラストを小さくして目立たなくする手法が"白髪ぼかし"

として注目されています。

参考文献　1）日本ヘアカラー工業会，ヘアカラーリング製品の分類（詳細），
https://www.jhcia.org/information/1_classification.html
（2024 年 6 月 20 日確認）

3

ヘアカラーとパーマ

髪が傷まないパーマは
あるのですか?

Question 30

Answerer 井上 潔

「パーマをかけると髪が傷む」とよくいわれますが,パーマ剤そのものが髪の毛を大きく損傷するものではありません。確かに髪の毛にとってパーマ施術は,外科に例えるならば大手術を行ったようなものですので,施術後はとてもデリケートな状態になっています。キューティクルが浮きやすく大変傷みやすい状態になっているのです。

この傷みやすい髪の毛に,いつも通りのブラッシングやシャンプー,ヘアアイロンなどを繰り返すことで,キューティクルが剥離して髪の毛は傷んでしまいます(**Q19**参照)。

そのため,外科手術の後は病院で傷が癒えるのを待つように,パーマ施術後はいつもよりも髪の毛をいたわるように取り扱うことが大切です。無理なブラッシングはしない,施術後の一定期間はヘアアイロンの使用は控える,ダメージヘア用のヘアトリートメントを用いるなど,いつもよりも丁寧なヘアケアに努めることで髪の毛のダメージを抑えることができます。

ただし,パーマ施術自体が不適切に行われた場合やヘアカラーとパーマを繰り返し施術した場合などでも,髪の毛は傷んでしまいます。無理なテンションをかけ過ぎてキューティクルを剥離させてしまったり,パーマ剤の放置時間が長すぎて髪の毛の内部からタンパク質が流出してしまったりすると,水分を保持する力が弱まりパサパサになってしまいます。すると,ヘアスタイルもまとまらなくなり,指通りも悪くなってしまいます。

技術のしっかりとした信頼のおける美容院で,髪質に合ったパーマ剤を選択してもらい,丁寧な施術を行ってもらうことと,

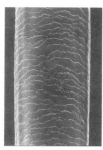
正常毛

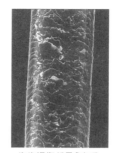
やや損傷が見られる

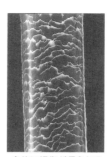
全体に損傷が見られる

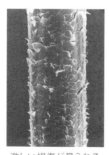
激しい損傷が見られる

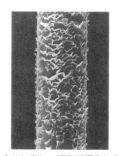
全体に激しい損傷が見られる

走査型電子顕微鏡像(×350)

図30-1 正常なキューティクルと損傷したキューティクル

パーマ施術後にはいつもよりも念入りにアフターケアに努めることが，髪の毛を傷めないパーマにつながります。

参考文献 1) 井上潔 (1994)「パーマネント・ウェーブ用剤の製品評価技術」，日本化粧品技術者会誌，**28(3)**, pp.223-237

パーマを長持ちさせるにはどうすればいいですか？

Question 31

Answerer　中谷 靖章

　パーマを長く楽しむためには，ダメージから髪を守ることが大切です。すなわち，タンパク質や脂質といった髪の毛の成分をしっかりと内部に留めておく必要があります。そのためには，ダメージにつながる髪の扱いを避けて，毎日のトリートメントでしっかり保湿・補修しながら，ダメージを予防することが基本です。髪の毛はキューティクルで覆われていますが，ダメージを受けるとキューティクルが剥がれ落ち，無防備な状態になります。そのため髪の毛内部のタンパク質や水分が流出して失われ，パーマの持ちが悪くなります。毎日のヘアケアを心がけましょう。

① パーマヘアに合ったシャンプーを選ぶ

　パーマヘアには，洗浄力がマイルドで，泡立て時やすすぎ時に指通りが良いシャンプーが適しています。合わないシャンプーを使うと，キューティクルの損傷や髪の成分が流れ出してしまいます。

② 髪に負担のないようにシャンプーする

　シャンプーは必ず手のひらで泡立ててから髪に塗布しましょう。髪は濡れた状態ではとても刺激に弱いため，髪でシャンプーを泡立てると摩擦によりダメージにつながります。また，頭皮にも良い影響がありません。

③ トリートメントでしっかりケアする

　パーマヘア用トリートメントや補修作用の高いトリートメントを使いましょう。髪の毛の表面や内部の補修をしながら，指通りを向上させ，キューティクルの損傷や髪の成分を守ります。

④ タオルでゴシゴシ拭かない

31　パーマを長持ちさせるにはどうすればいいですか？

ドライヤーをかける前の十分なタオルドライはとても大切ですが，髪を擦り合わせるようにゴシゴシ拭くのは避けましょう。タオルの摩擦でキューティクルがダメージを受けてしまいます。

⑤　濡れた髪へのブラッシングに注意する

　髪は濡れているときが，一番弱い状態になります。濡れている髪にブラシでガリガリ刺激を与えてはいけません。ブラッシングは，粗めのブラシでやさしく行います。必要に応じて，洗い流さないトリートメントを使いましょう。

⑥　ドライヤーで適切に乾かす

　ドライヤーを高温で長く使用するとタンパク質が熱によって変質し，髪が脆く弱くなって強度が低下します。髪を乾かそうと同じ個所に何度もドライヤーを使用すると，髪が乾燥し過ぎて枝毛・切れ毛の原因になります。ドライヤーは髪から20 cm 以上離して使用することによって，髪に与える熱の影響が小さくなり損傷が少なくなります（**Q18** 参照）。

⑦　自然乾燥しない

　自然乾燥では，キューティクルが開いた状態のまま乾燥するため，つやが出にくいだけでなく，少しの摩擦でキューティクルが損傷してしまいます。

⑧　髪が濡れたまま就寝しない

　パーマヘアに限ったことではありませんが，髪が湿ったままベッドに入るのは絶対にやめましょう。せっかくのパーマが台無しになるだけではなく，キューティクルが剥がれて髪を傷めてしまいます。さらに，頭皮に雑菌が繁殖しやすくなり，臭いの原因となることもあります。ふんわりとしたカールを長持ち

させるためにも，髪と頭皮の健康のためにも，シャワー後は
しっかりと髪を乾かしてから寝るようにしましょう。

⑨　乾いた髪へのブラッシングにも注意する

　一番行ってはいけないブラッシングの方法は，無理やり力任
せにしてしまうことです。力を入れてブラッシングをするとブ
ラシと髪の毛に摩擦が起き，それによってキューティクルが剥
がれ落ちます。ひどいときは，枝毛や切れ毛になります。

⑩　コテやヘアアイロンでのスタイリングは熱に注意する

　ヘアアイロンは，髪の毛に直接当てて高い温度でかけてしま
うと，だんだんとパーマの形が決まりにくく持ちが悪くなりま
す。髪の毛は温度が高温になるほど，また熱を与える時間が長
くなるほど強度が低下し，損傷が大きくなります（**Q21** 参照）。
ヘアアイロンは，120〜140℃の範囲で使用することで，髪の
損傷をより少なく抑えながらスタイリングすることができます。

31　パーマを長持ちさせるにはどうすればいいですか？

パーマヘアのカールを夕方まで保つ方法はありますか？

Question 32

Answerer 中谷 靖章

パーマには，使う薬剤や施術の仕方によって通常のパーマとデジタルパーマの2種類があります。パーマヘアのカールを夕方まで保つためには，通常のパーマでも，デジタルパーマでも，シャンプー後など髪がしっかり濡れている状態からスタイリングすることが大切になります。

通常のパーマでは濡れている状態でカールが出るので，濡れている状態でカールをしっかり出し，そのカールをキープして乾かすことでスタイリングしたカールが長持ちします。デジタルパーマでは乾いてくると徐々にカールが出てくるので，濡れている状態で髪のくせを取り除きカールを出しながら乾かすことでスタイリングしたカールが長持ちします。これら2種類のパーマでスタイリングをする手順が異なるのは，通常のパーマとデジタルパーマでカールが出るタイミングが異なるからです。

また，乾いた状態からスタイリングする場合でも，一度霧吹きなどで髪を濡らしてからスタイリングすることが大切です。髪を濡らさずにスタイリング剤の力でカールを出すと，カールの持ちはあまり良くありません。カールの持ちを良くするためにスタイリング剤をたくさん使用すると，ごわつきやベタつくなど触感が悪くなります。

通常のパーマのスタイリング

① 濡れてカールが出た状態から少しウェットな状態まで乾かします。このとき，毛先に向かって下に引っ張ってしまわないようにします。毛先に向かって下に引っ張ると，パーマが伸びてしまい取れやすくなってしまいます。乾かす場合は，

髪を持ち上げるように意識します。

② パーマ用のスタイリング剤を，カール部分に馴染ませるように つけます。スタイリング剤のつけ方のポイントは，髪の内側からつけること。髪表面につけすぎると，重みでカールが伸びてしまう可能性があります。くしゅくしゅと内側から揉み込むようにして，カール感を調整します。

③ この状態のカール感がちょうど良ければ，そのまま自然乾燥します。

④ カールをもう少しふんわりさせたい場合は，毛先を丸めながらドライヤーで髪を乾かします。強風ではなく弱風にし，徐々に髪が乾いてきたら毛先を揉み込むように持ち上げながら形を整えていきます。

※乾いてだれてしまったカールをスタイリングする場合には，一度霧吹きなどで根元付近までしっかり髪を濡らし，カールを出します。その後，①から始めてスタイリングします。

デジタルパーマのスタイリング

① 濡れた状態からしっかりタオルドライします。

② 髪を指に巻きつけるようにしながらくるくるとねじって乾かします。ねじりながら乾かす→熱を冷ますという手順で，カールがきれいに出てきます。

③ ヘアオイルなどの洗い流さないヘアトリートメントを手のひらのくぼみに少したまる程度に取り，手のひらで伸ばしてから，髪の内側を中心に前から後ろにとかすように，なじませていきます。手に残った洗い流さないヘアトリートメント

で，毛先に揉み込むようになじませます。

※乾いた状態からスタイリングする場合でも，きれいなスタイルに仕上げるために一度霧吹きなどで髪を濡らしてくせを取ります。髪の内側を中心に水を吹きかけて，内側全体がしっとりするくらいにします。反対側も同じように吹きかけ，揉み込みながら内側全体が軽く濡れるようにします。手のひらに霧吹きを吹きかけて，濡れた手で後ろの髪をつかみ，しっかり髪全体に水分を行き渡らせることがポイントです。その後，②から始めてスタイリングします。

3

ヘアカラーとパーマ

デジタルパーマって何ですか？

Question 33

Answerer 中谷 靖章

　デジタルパーマとは，クリーム状の1液と呼ばれる薬剤をつけ時間をおいてカール形成の準備をした後（還元工程），洗い流し，専用の機械につなげる加熱ロッドに髪を巻き，専用の機械で60〜120℃に加熱することで乾燥させてカールを固定し，さらに2液と呼ばれる薬剤をつけ時間をおいてカールを定着した後（酸化工程），洗い流してカールを形成するパーマのことです。還元工程後に加熱しない通常のパーマと異なるところは，クリーム状の薬剤を使うこと，ロッドを巻いた状態で1液と呼ばれる薬剤を使わないこと，専用の機械を使って60〜120℃にて加熱することで乾燥させてカールを固定することです。このことにより，通常のパーマではできないカールが形成できるなど，さまざまなメリットがあります。

　一方で，加熱し乾燥することによって発生するデメリットもあります。

　また，デジタルパーマで使用する専用の機械を使っても，デジタルパーマではないパーマもあります。専用の機械を使って加熱ロッドに髪を巻く前後どちらかで1液と呼ばれる薬剤をつけて，専用の機械を使って40〜60℃で加温するパーマです。パーマには，デジタルパーマやデジタルパーマで使用する専用の機械を使用するデジタルパーマではないパーマ，通常のパーマなどがあります。オーダーするときは，なりたい髪型と適した方法を美容師さんによく相談してください。

表33-1　デジタルパーマと通常のパーマの比較

	デジタルパーマ	通常のパーマ
スタイリングのしやすさ	乾燥したときにカールが出るのでスタイリングがしやすい	濡れているときにカールが出ているが，乾燥するとカールがだれるのでスタイリングするときに工夫がいる
カールの持続性	加熱してカールを固定するのでカールの持続性が高い	1か月以上
適したヘアスタイル	巻きが大きくてふんわりとしたヘアスタイル	すべてのヘアスタイルができる
適さないヘアスタイル	根元から立ち上がりをつくるスタイル	ない
施術できる髪	・パーマがかかりにくい硬毛 ・硬毛〜軟毛 ・健康毛〜ダメージ毛 ・ある程度のくせ毛 ・縮毛矯正をかけた髪でもチャレンジできる可能性がある	・ある程度の硬毛〜軟毛 ・健康毛〜ダメージ毛
適さない髪	・極端なダメージ毛	・くせ毛 ・極端な硬毛 ・極端なダメージ毛 ・縮毛矯正をかけた髪
仕上りでのデメリット	髪が硬く感じることがある	特に毛先にパサつきが出ることがある
施術プロセス	・クリーム状の薬剤を使う クリーム状の薬剤なので，ダメージに応じて塗り分けでき，不要な部分にダメージをかけずに済むため髪への負担を軽減できる ・還元工程後に加熱する 専用の機械を使って60〜120℃にて加熱することで乾燥させてカールを固定する	・ロッドを巻いた状態で1液と呼ばれる薬剤を使う ・還元後に加熱しない
施術時間	通常のパーマより30分〜1時間長い	デジタルパーマより30分〜1時間短い
価　格	専用の機械を使い時間がかかるため通常のパーマよりも値段は高い	

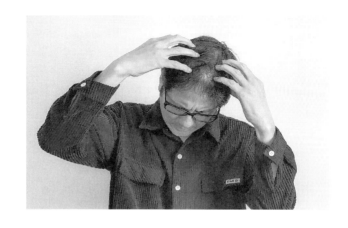

Section 4
抜け毛・薄毛

髪の毛が1日に抜ける本数は何本くらいですか？

Question 34

Answerer 木嶋 敬二

1日の脱毛数に関しては，季節，洗髪頻度，シャンプーの種類等で変動しますが，一般的に1日に70〜80本が正常といわれます。毛周期（ヘアサイクル）（2〜6年）から算出される1日の脱毛数の理論値は46〜137本となります。髪の毛の数を約10万本，ヘアサイクルを4年（2〜6年の中間）とし，この期間ですべての髪の毛が生え変わると仮定すると，1日に抜ける本数は，「10万÷(365日×4年)≒68本」と算出されます。

成人では1日に60〜163本の毛が抜けるというデータがあります。また，当協会で実施した28歳女性の1日の抜け毛本数の調査結果は，ほぼ40〜70本の範囲でした。

ただし，体調などの要因もあるので，ばらつきが大きく，1日の抜け毛で見た場合は，なかなか理論通りにはなりません。

これらのことから，1日の抜け毛が100本程度以内であれば，正常な抜け毛の範囲内と考えられます。

図34-1は，抜け毛の季節変動の一例で，紫外線の多い4〜8月のダメージが蓄積した結果，7月から脱毛数が増えて11月くらいまで脱毛の多い時期が続きます。当協会の調査でも9〜11月に脱毛が多くなっています。また，美容院でヘアカラーやパーマを施術したら毛が抜けたという相談も稀にありますが，この時期であることがほとんどです（詳細は**Q35**参照）。

さらに，洗髪の頻度も重要になってきます。抜け毛の発生量は，シャンプー時が最も多いと考えられるために，1日の脱毛数の指標とします。ただし，2日に1回シャンプーする場合は，1回の抜け毛は毎日シャンプーする場合の2倍近くの本数にな

4

抜け毛・薄毛

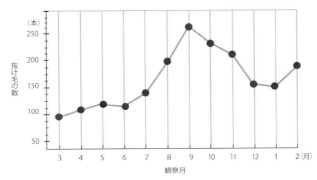

図 34-1　抜け毛の本数

ります（**Q37**参照）。また，シャンプーの変更でも抜け毛の本数は変化します（**Q14**参照）。特に防腐剤の違いが影響する例もあります。

参考文献　1）木嶋敬二ら（2023）『改訂版ヘアサイエンス　毛髪診断士認定講習会テキスト』，日本毛髪科学協会

抜け毛の数は秋になると多くなるというのは本当でしょうか？

Question 35

Answerer 山内　力

　抜け毛が増えたと思ったら，知らない間に落ち着いていた。1年のなかでそういったサイクルを繰り返す方は少なくないようです。

　まず，**図35-1**のグラフは，Googleトレンドによる「抜け毛」の検索数の過去5年間の推移です。例年，8月の最終週〜10月最終週頃にピークを迎えることがわかります。このように秋に抜け毛の検索数が多くなることは，気のせいではなく，実際に抜け毛が多くなった方が心配になり，その情報を調べた結果と推測されます。

　次に，実際に季節と抜け毛の動態を調査した論文の引用を**図35-2**に示しました。イギリスのケースでは抜け毛の数は3月で最も少なく9月で最大に達しています。9月の抜け毛は3月の2.5倍になっていることがわかります。当協会が行った日本での調査も同様の結果で，2月〜5月の抜け毛が最も少なく，8月〜11月でその1.5〜2倍，多い場合は3倍程度になっていることがわかりました。このように，夏の終わりから秋にかけて抜け毛が多くなる現象は世界共通といえるかもしれません。この夏の終わりから秋にかけて抜け毛が多くなる現象は「季節性脱毛」とも呼ばれ，一般的に以下の理由が考えられています。

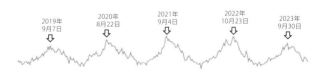

図35-1　「抜け毛」の検索数の推移[1]

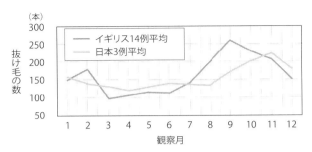

図35-2 季節と抜け毛(イギリスは4日間,日本は1日の本数に換算)(出所:文献[2][3]のデータより筆者作成)

紫外線のダメージ

　太陽光による紫外線は4月から増え始めて8月で最大になり,この間に強い紫外線を浴び続けることになります。紫外線はDNAの損傷,光老化を引き起こし,タンパク質の合成反応を阻害することが指摘されています。当然,髪の毛の主成分であるタンパク質(ケラチン)にも悪影響を及ぼすことが考えられ,抜け毛,ひいては薄毛につながるケースもあるようです。4月から8月まで受け続けた紫外線ダメージの影響が出るのが秋であるため,その時期に抜け毛が多くなると考えられています。

気温や湿度の変化

　秋は気温や湿度の変動が大きい季節であり,これが頭皮や髪の毛に影響を与える可能性があります。特に秋に空気の乾燥が進むと,頭皮や髪の毛の乾燥も進み,脱毛の原因になることがあります。身近な例でたとえると,野菜を土から抜く場合,乾いた土から抜く場合は容易で,濡れた土から抜く場合は抜きにくくなります。頭皮でも同様なメカニズムが働いている可能性が考えられます。実際に,頭皮水分量は15～20%が望ましいとされていますが,10%を切ると頭皮が乾燥状態になるため

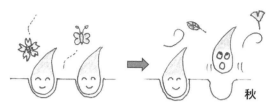

図 35-3　季節と抜け毛

髪の毛が脱毛しやすくなることが，調査研究により指摘されています。

動物の換毛期

　犬には，春から7月頃にかけてと，初秋から11月頃にかけての年に2回，毛の生え変わる時期（換毛期）があることが知られています。人間も同じように春秋のこの時期は毛が抜け落ちやすいといわれており，動物の換毛期が人間にもあるとの説があります。また，人間の場合は春に脱毛するケースもありますが，これは花粉皮膚炎の影響ともいわれています。数か月に及ぶ冬の乾燥期間を経て春先になると，皮膚のバリア機能が低下しますが，この時期の花粉の大量飛散により，花粉皮膚炎を発症するケースがあります。花粉皮膚炎を発症する結果，皮膚のコンディションが悪くなり抜け毛が多くなるものと推測されます。

ヘアサイクルにおける成長期の終了

　髪のヘアサイクルは成長期，退行期，休止期を繰り返しています。実際に季節別の髪のヘアサイクルがどの状態にあるかを調べた結果では，夏は一般的に成長期毛が多く，秋になると多くの髪が退行期に移行し始めるため，抜け毛が増えるとする調査結果もあります。

参考文献 1）ビタブリッドジャパン，グラフが証明する抜け毛が多い季節～季節性 or 薄毛を見極める方法～,
https://vitabrid.co.jp/articles/hair/graph2212/ （2024年7月10日確認）
2）V. A. Randall, F. J. Ebling（1991）"Seasonal Changes in human hair growth", *British Journal of Dermatology*, **124(2)**, pp.146-151
3）渡辺靖（1989）「抜け毛に対する従来からの所説は本当か？」皮膚と美容，**21(4)**
4）木嶋敬二ら（2023）『改訂版ヘアサイエンス　毛髪診断士認定講習会テキスト』，日本毛髪科学協会
5）Mao H. ら（2019）「ウェアラブルセンサを用いた頭皮ケア支援システム」マルチメディア，分散協調とモバイルシンポジウム2019論文集，pp.825-829

薄毛や脱毛の原因を教えてください。

Question 36

Answerer　山内　力

　一般的に，脱毛が多くなると薄毛になるという因果関係があるようです。薄毛や脱毛の原因は多岐にわたり，個人によって異なる場合があります。具体的には，遺伝によるもの，加齢による細毛化，ヘアサイクルの乱れ（ホルモン変化，栄養不足，薬の副作用，ストレス，疾患，毛包の炎症）などが挙げられます。ただし，これらの原因が単独で起こるケースもありますが，複合的に関与している場合もあります。以下に，それぞれの要因について解説していきます。

遺伝的な要因

　遺伝的な傾向が最も一般的な薄毛の原因とされています。特に男性型脱毛や女性型脱毛は，遺伝的な因子によって引き起こされることがあります。人間以外の類人猿（オランウータン，チンパンジー，ゴリラなど）では薄毛が一般的ではない理由については，進化の結果，あるいは他の類人猿とは異なる生活環境や生態系に適応してきた結果という説があるようです。

加　齢

　年齢とともに，髪の毛の成長サイクルが変わり，髪の毛が細くなることが一般的に知られています。これは自然な老化の一環と考えられています。**図 36-1** のように加齢によって細毛化すると，薄毛になったように感じることがあります。特に，男性の場合は 50 代以降に同級会に行き「薄毛のおじさんに話しかけられ，初めは誰だかわらなかったが，名前を聞いてやっと昔の面影が残っていることに気づいた」といった話をよく聞き

4

抜け毛・薄毛

112

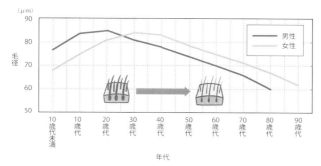

図 36-1 髪の毛の太さと年代の関係

ます。このように、若いころは誰もが髪の毛がありますが、加齢による薄毛の進行が速い人がいます。ただ、上述した遺伝の影響があるので、この加齢による薄毛（あるいは細毛化）の影響は個人差が大きいといえます。

ホルモンの変化

ホルモンの変化が薄毛に関与することがあります。たとえば、妊娠や出産、更年期などの生理的な変化があり、これらによるホルモンの変化が起こる結果、薄毛の原因となることがあります。ただし、これはあくまで50歳前後に女性ホルモンが急激に低下する女性の場合の変化です。男性の場合は女性ホルモンの低下はありませんが、男性ホルモンが低下する傾向にあり、これが男性の更年期のひとつの要因とされています（**Q41** 参照）。

栄養不足

栄養障害、代謝障害がある場合は、主に消化器疾患に基づくタンパク質の溶出、吸収障害によって脱毛が生じることがあるようです。髪の毛の約85％はタンパク質ですので、吸収障害

（下痢など）などがあるケースでは薄毛の原因となることがあります。また，鉄分，亜鉛，ビタミンなどの微量成分が不足すると健康な髪の毛の成長に必要な栄養素を供給しない可能性があり，薄毛の原因となることがあります。

薬の副作用

特定の医薬品の副作用が薄毛を引き起こす可能性があります。たとえば，抗がん剤，抗うつ薬，抗てんかん薬などの医薬品が挙げられます。これらの薬を服用した場合は，本来の毛径よりも細い毛が生えてくるケースがあります。当然，毛根部分も細くなる結果，皮膚との結合力が弱まり，簡単に抜けやすくなることもあります。

ストレス

長期間の精神的なストレスや身体的なストレス（手術や怪我など）は，ヘアサイクルを乱し，薄毛を引き起こす可能性があります。実際，海外の一卵性双生児を対象にした研究で，ストレスの持続時間が長かった被験者は脱毛が増加したという報告もあります。

疾　患

たとえば，円形脱毛（びまん型円形脱毛）などの自己免疫疾患は，体が自身の髪の毛を攻撃することで薄毛を引き起こす可能性があります。また，白血病，甲状腺疾患などにより薄毛になったり，毛が抜けたりすることも広く知られています。

過度なヘアスタイリング，その他の脱毛

　過度なヘアスタイリング，特に熱を使ったスタイリングや頻繁なパーマ，染毛などが髪を傷め，薄毛の原因となることがあります。

　その他に感染症による脱毛，湿疹による脱毛，急激なダイエットによる脱毛，染毛剤などの接触皮膚炎による脱毛，透析による脱毛，エリトマトーデス（膠原病）による脱毛，アトピー性脱毛などにより薄毛になるケースがあります。

　これらは一般的な原因であり，個々の状況によって組み合わさることがあります。薄毛の問題が気になる場合，医師や専門家に相談することが大切です。

生活習慣は脱毛に関係するのでしょうか？

Question 37

Answerer　山内　力

　生活習慣は脱毛に一定の影響を与える可能性があり，実際に影響する所見もいくつか示されています。以下は，脱毛予防のポイント，特に脱毛に関連するいくつかの生活習慣の要因について解説します。

洗　髪

　頭皮の皮脂量は頬の3倍にもなり，汗腺の数も胴体に比べて約2倍あります。皮脂と汗を出しやすいことは頭皮環境の悪化を招くだけでなく，微生物の良好な栄養源となる環境にもなります。このような頭皮環境の特徴から，脂漏性皮膚炎やフケが生じるケースもあるので，頭皮を清潔に保つことが重要になってきます。

　シャンプーのときに抜ける毛は，1日の抜け毛の約8割にな

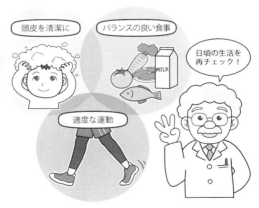

図 37-1　脱毛予防の3大ポイント

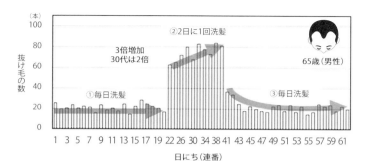

図 37-2　洗髪頻度と抜け毛（出所：文献1)の図1をもとに筆者作成）

るとの報告があります。洗髪頻度を毎日洗髪と2日に1回洗髪で比較してみると，後者での抜け毛が多くなります。髪を洗わないと，シャンプー時に抜けるはずの休止期毛が頭皮に残りますので，理論的には，2日に1回洗髪にすると毎日洗髪の場合に比べて，1回のシャンプー時の抜け毛は2倍ほど多くなります。実際に，毎日洗髪から2日に1回洗髪に変えて抜け毛の本数を調べる実験を30代前半男性で行ったところ，2日に1回洗髪時の抜け毛は2倍になりました。また，**図37-2**の被験者（65歳男性）では，毎日洗髪から2日に1回洗髪に変えると抜け毛が3倍になりました。男性型脱毛の傾向にある場合などは，洗髪回数を減らすことで，皮脂による影響などにより2倍以上の本数が抜けるケースもあるようです。このように，洗髪頻度と抜け毛の関係には個人差・年齢差はありますが，頭皮を清潔に保つことが重要と考えられます。

食 生 活

　髪の毛の約85％を占める成分はタンパク質です。タンパク質を生合成するためにはタンパク質やアミノ酸が必須となってきます。また，タンパク質の生合成過程で関与してくる，鉄分

や亜鉛，ビタミンD，ビオチン（ビタミンH）などの栄養素が髪の毛の健康に重要であることが皮膚科医によって示されています。これらが不足したケースとして，タンパク質やアミノ酸不足により簡単に毛が抜ける，亜鉛等の不足により髪がまばらになる，ヨウ素不足により髪が乾燥する・後退した生え際になるといった医学所見も示されています（**Q7**も参照）。

　また，栄養障害，代謝障害がある場合は，脱毛が生じることがあるようです（**Q36**参照）。この場合は，医療機関などに相談するのが良いでしょう。

適度な運動

　頭皮の血流量と毛の太さは相関することが知られています。適度な運動は筋肉の収縮により血行を促進しますので，これにより脱毛を軽減する効果が期待できます。新型コロナウイルス感染症の後遺症脱毛が話題になりましたが，これは運動不足や生活習慣の乱れが原因と考えられています（なお，新型コロナウイルス感染症に限らず，高熱を伴うウイルス感染症は休止期脱毛症を起こすことがあります）。また，エコノミー症候群に代表されるように，長時間同じ姿勢を取ったりすると，血行不良を起こしてしまいます。このような血行不良を起こさないためにも適度な運動が推奨されています。ただ，激しい運動である必要はなく，血行促進のための運動ならば，ストレッチを行ったり，いつもより余分に歩いたりするだけで十分とされています。

睡眠不足

　睡眠不足は，体の各機能に影響を与える可能性があり，髪の毛の成長も含まれます。適切な睡眠は，髪の毛や頭皮の健康に寄与します。睡眠が3～4時間になり，成長ホルモンの分泌低下により脱毛したケースが報告されています。

ストレス

　ストレスが過剰になると，髪の毛の成長サイクルが乱れ，脱毛が起こる可能性があります（**Q36** 参照）。

喫煙と飲酒

　喫煙や過度な飲酒は，血行を悪化させ，髪の毛の健康に悪影響を与える可能性があります。実際に，海外の一卵性双生児を対象にした研究で，非喫煙者で飲酒の少ない被験者よりも喫煙者で飲酒量の多い被験者のほうで脱毛したという報告があります。

　これらの生活習慣の要因は個人差があり，すべての人に当てはまるわけではありません。ただし，健康的な生活習慣を維持し，適切なヘアケアを行うことは，髪の毛の健康維持に役立ちます。

参考文献 1）後藤信義（1988）「シャンプーと抜け毛」，皮膚と美容，**20(4)**，pp.9-12

2）名古屋Kクリニック，睡眠不足は，抜け毛の原因になります！，https://www.kclinic.co.jp/news/detail.php?id=6202&page=1（2024年6月20日確認）

3）J. Gatherwright, *et al*.（2013）"The Contribution of Endogenous and Exogenous Factors to Male Alopecia a Study of Identical Twins", *Plast. Reconstr. Surg*., **131(5)**, pp.794e-801e https://grimalt.net/wp-content/uploads/2013/06/AGA-in-twins.pdf（2024年6月20日確認）

4）薄毛，医療法人昴会野村医院，https://www.nomura-iin.com/baldness_lack_of_exercise.php（2024年6月20日確認）

5）勝岡憲生（1996）「脱毛症（2）」，西日本皮膚科，**58(5)**，pp.820-824

4

抜け毛・薄毛

男性型脱毛とは
何でしょうか？

Question 38

Answerer　中谷 靖章

　男性型脱毛（AGA：Androgenetic Alopecia）は男性型パターン脱毛ともいわれます。なぜなら，前頭と頭頂にパターン的に軟毛化（髪が細く軟らかくなること）が生じるからです。脱毛と呼ばれますが，髪が抜けるのではなく，最初は髪が細く軟らかくなることが特徴です。青年期（14, 5歳から24, 5歳までの時期）以降に出現しますが，年齢が高くなるにつれて発症率は上昇します。

髪の毛の軟毛化

　成長期→退行期→休止期の毛周期のうち，成長期が短くなっているのが男性型脱毛です。通常，約4年あるはずの成長期が，数か月から約1年に短縮します。本来は成長期に太く硬い髪を形成して毛周期を回るはずが，細く軟らかい髪しか形成できていないうちに退行期に移行してしまいます。そのような短縮した毛周期を繰り返すうち，毛組織がミニチュア化し，産生される髪は細く軟らかいままに再生・脱落を繰り返し，軟毛化します。男性型脱毛で生じる抜け毛の毛根部形状は，正常な抜け毛（休止期脱毛）と変わりがなく，棍棒状になります。ただし，軟毛化が生じているので，抜けてくる髪は正常より細くなっています。

男性型脱毛の原因

　男性型脱毛は，上記の英名が示すとおり，「Andro-」男性ホルモン（アンドロゲン）と「Genetic」遺伝が原因です。関連のある遺伝子も複数報告されています。他方，生活習慣など

38　男性型脱毛とは何でしょうか？　　121

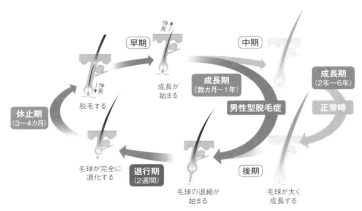

図 38-1　男性型脱毛の毛周期

種々の要因もいわれますが，同じ遺伝子をもつ一卵性双生児を対象に行った研究では，食べ物の好みや運動の有無などが異なり，全く別の人生を送っていたとしても，髪はほとんど同じように変化していくということが判明しています．つまり，男性型脱毛は，ライフスタイルなどの要因よりも，遺伝が大きく関係しているといえるのです．

男性ホルモンの影響

髪の状態に最も大きな影響を及ぼすのが，体内でつくられる男性ホルモンです．思春期に男性ホルモンが増えて，男女ともに腋毛や陰毛が硬毛になり，髪も太くなってきます．男性では，さらに髭，胸毛，すね毛なども濃くなり，腋毛，陰毛も女性に比べ濃くなります（**Q41** 参照）．個人により違いますが，男性では，男性ホルモンの一種であるテストステロンのはたらきで髭などが濃くなる一方，前頭～頭頂部の髪の毛は軟毛化～薄くなる場合があります．

このテストステロンの働きで，前頭～頭頂部の毛が軟毛化～

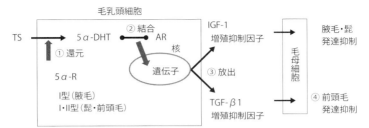

図38-2　毛器官における男性ホルモンの作用
TS：テストステロン，AR：アンドロゲン受容体，5α-DHT：5αジヒドロテストステロン，5α-R：5αリダクターゼ（還元酵素），IGF-1：インスリン様増殖因子，TGF-β1, 2：トランスホーミング増殖因子-β1, 2，DKK-1：Dickkopf-1

薄くなるのが男性型脱毛です。しかしながら，テストステロンが増えると必ず男性型脱毛が発生するのではなく，**図38-2**に示すように5αリダクターゼ（還元酵素）と男性ホルモン受容体（アンドロゲンリセプター）が関連しています。これら5αリダクターゼ（還元酵素）と男性ホルモン受容体も遺伝と関係しており，男性全員が男性型脱毛を発生しないことにつながります。

　薄毛の発生の流れは下記のようになります。
① 　テストステロンを毛乳頭に存在する5αリダクターゼ（還元酵素）が還元し，より強力な男性ホルモン5αジヒドロテストステロン（5α-DHT）が生成する
② 　5α-DHTが男性ホルモン受容体（アンドロゲンリセプター）に結合する
③ 　増殖抑制因子となるTGF-βなどを放出する
④ 　前頭〜頭頂部の髪の毛の軟毛化が起こる

参考文献　1）木嶋敬二ら（2023）『改訂版ヘアサイエンス　毛髪診断士認定講習会テキスト』，日本毛髪科学協会

男性と女性の薄毛の違い
について教えてください。

Question 39

Answerer　井上　潔

男性の薄毛

　男性の薄毛は，主に頭頂部や前頭部が薄くなるという一定の
パターンで現れることが多く，若ハゲや男性型脱毛（AGA）な
どと呼ばれます（**図 39-1**）。これは，毛周期を繰り返すうちに
次第に頭頂部や前頭部の髪の毛の成長期が短くなり，太く丈夫
な毛をつくることができなくなり産毛のように細くなってしま
うため起こります（**Q38** 参照）。つまり，髪の毛が生えなく
なるのではなく，毛の数は同じでも 1 本の毛が細くなることで
薄毛が目立つようになるのです。男性の薄毛が思春期以降に多
く現れるのは，男性ホルモンが関与しているからです。なお，
後頭部や眉毛が薄くならないのは，この部分の成長には男性ホ
ルモンが関与していないからです。

　また，家系に薄毛の方が多くいる方は，同じように薄毛にな
ることが多く，遺伝性もあります。

女性の薄毛

　女性の薄毛（女性型脱毛，FAGA）は，40 歳前後から始まる
ことが多く，分け目が目立ったり全体的に薄くなったりすると
いう特徴があります（**図 39-2**）。更年期や出産，無理なダイ
エット，貧血などと関係する場合が多いとの報告もありますが，
基本的には男性と同様に男性ホルモンの影響と毛包のエネル
ギー不足が主な要因と考えられています。毛包に活力がなくな
ると休止期毛が増え，その期間も延長されることから，比較的
広範囲に髪の毛の密度が低下して薄毛が目立つようになります。

4

抜け毛・薄毛

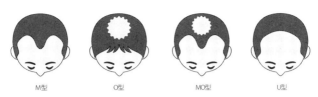

図 39-1　男性の薄毛の典型例

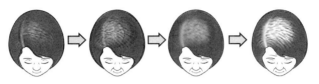

図 39-2　女性の薄毛の進行例

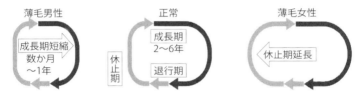

図 39-3　男性型脱毛，正常者，女性型脱毛のヘアサイクル

参考文献
1) 板見智（2004）「男性型脱毛の発症メカニズムと治療選択」，日本老年医学会雑誌，**41(6)**，pp.598-600
2) 渡辺靖ら（1995）「女性の男性型脱毛症に対するペンタデカン酸グリセリド配合製剤の臨床効果」，皮膚，**37(6)**，pp.800-806
3) 木嶋敬二ら（2023）『改訂版ヘアサイエンス　毛髪診断士認定講習会テキスト』，日本毛髪科学協会

円形脱毛って
どんなものですか?

Question 40

Answerer 中谷 靖章

多くの場合は円形や楕円形の脱毛を生じるので，円形脱毛といいます。自覚症状もなく，突然に境界がはっきりした円形の脱毛があらわれます。大部分は頭髪に生じ，一般的には10円玉くらいの脱毛と思われていますが，頭部全体に広がるタイプのほか，眉毛，まつ毛，鼻毛，髭，陰毛，腋毛，体毛など全身の毛も抜けるなど，さまざまな種類があります。頭部にひとつだけの円形の脱毛がある場合は単発型，多発する場合は多発型，頭全体が脱毛した場合は全頭型，全身に脱毛が及ぶ場合は汎発型，また稀ではありますが頭髪の生え際が帯状に脱毛する場合を蛇行型といいます。円形脱毛の症状が出るのは一生に一度だけのこともあれば何度も再発する場合もあり，兄弟姉妹，親子で発症することも珍しくありません。軽症であれば治療をしなくても自然治癒することもありますが，重症化して治療が困難になることもあります。目安はだいたい頭皮の25％以上の脱毛で，その場合はより積極的に治療を行うことが必要です。

円形脱毛が起こる仕組み

円形脱毛では，髪の毛は成長期から急激に退行期・休止期に変化しますが，このとき，髪の毛の成長は急には停止しません。毛球部に炎症が生じるため，生み出される毛はガタガタに傷つき，弱い毛となるために切れてしまい，毛孔に切れた毛のあとが黒点となって残ることや，切れたあとも毛が伸長して再び切れ毛となることもあります。同時に毛孔に向かって色素が薄くなり，毛が細くなっている毛もあり，根元に向かって細くなる毛もあります。円形脱毛は毛が「抜ける」としばしば表現され

4

抜け毛・薄毛

ますが，実は毛は「切れている」のです。また，白髪は抜けず，黒い毛だけが抜けていきます。円形脱毛では回復期に生えてくる毛は最初軟毛で白い毛から始まります。これは毛の色であるメラニン色素を生成するメラノサイトが休止していることにもよるのですが，メラニン色素の合成関連物質が関係している可能性があります。

円形脱毛の原因

　円形脱毛の原因は，病原体などから体を守るはずの「免疫」が正常に機能しない自己免疫疾患です。つまり，円形脱毛は，毛の病気ではなくて免疫の病気なのです。リンパ球は自己組織を攻撃することなく，病原体などの異物のみを攻撃します。ところが，自己免疫疾患ではおかしくなったリンパ球が毛の元となる細胞が集まった「毛包」を外敵と認識して攻撃するのです。それに加えて，毛組織に備わっている免疫の攻撃を受けにくくする免疫学的特権（脳，目，精巣，胎児などにもある）という機構が，免疫の攻撃によって損なわれることも大きな要因です。自己免疫では，ある特定の身体を構成するタンパク質を外敵とみなして攻撃が起きることが知られていて，円形脱毛ではどの構成タンパク質が標的となっているかはまだわかっていません。また，なぜ，突然免疫が暴走するのか，その原因もわかっていません。円形脱毛の原因を「ストレスからくるもの」と思っている人が多く見受けられますが，実際は「自己免疫疾患」であり，ストレスはあくまで誘因のひとつです。円形脱毛は再発することも多く，再発を繰り返すうちに重症で治療効果が得られ

40　円形脱毛ってどんなものですか？　**127**

にくい難治性の円形脱毛に進行する場合もあります。子どもでも重症化することがあるので，軽く考えるのは禁物です。

治療や対処の方法

軽症の円形脱毛は自然に治ることも多いのですが，とはいえ，一朝一夕で治るものではありません。さらに，容姿に関することなので，ストレスを感じることも多くあります。皮膚科を受診し，的確な診断と治療を受けながら，必要があれば髪型の工夫やウィッグ，スカーフなどの使用をすることもおすすめします。

参考文献 1）木嶋敬二ら（2023）『改訂版ヘアサイエンス　毛髪診断士認定講習会テキスト』，日本毛髪科学協会

薄毛と体毛は関係あるのですか？

Question 41

Answerer　山内　力

　体毛（体全体の毛）が濃い人が，必ずしも薄毛（髪の毛の減少や脱毛）になるとは限りませんが，体毛が濃い方が男性型脱毛を発症すると薄毛の程度は高くなる傾向にあるといわれています。薄毛と体毛は，同じ毛包から生えるものですが，それぞれ異なる要因やメカニズムによって制御され，男女でも違いが見られます。そのため，薄毛と体毛の関係

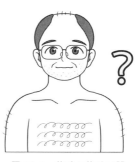

図41-1　薄毛と体毛は関係する？

は複雑で，一概にはいえません。体毛が濃い人で薄毛の人もいますが，体毛が濃い人で薄毛でない人もいます。さらには，体毛は薄いのに薄毛の悩みを抱える方もいます。以下にいくつかの観点から解説してみます。

ホルモンの影響

　男性型脱毛や女性型脱毛といった薄毛の主要な原因は，遺伝的な要因とホルモンの影響が関与しています。髪の毛に対しては，テストステロンと呼ばれる男性ホルモンから変換されたジヒドロテストステロン（DHT）が脱毛に関して重要な役割を果たしています。DHTはテストステロンに比べて2.5～10倍ほど男性性ホルモン作用が強いことが示されています。一方，体毛の濃さに関係するのはテストステロンですが，ほかにも成長ホルモン（GH）が全般的な体毛の成長に重要な役割を果たしています。

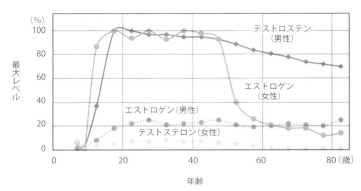

図41-2　男女の性ホルモンのレベル（出所：朝日新聞，REライフ.net, 男と女のアンチエイジング[3]）

　体毛の濃さに関係するテストステロンは，男性的な身体づくりに欠かせないホルモンで，筋肉や骨格の発達を促進する以外にも，集中力や記憶力の向上にも好ましい影響があります。男性が思春期以降に髭が生え，体毛が濃くなるのは，テストステロンの分泌量が急激に増加するためです（**図41-2**）。分泌量のピークは20～30代で，それ以降はゆるやかに減少し続けます。一方のDHTの役割は年齢によって以下のように異なります。まず，男性では，胎児が成長する過程で，性の分化にかかわるのがDHTです。さらに，思春期になると体毛が濃くなったり声変わりをしたりしますが，これらもDHTのはたらきによるものです。

　成人期以降は男性型脱毛をはじめ，男性にとってあまり好ましくない薄毛にかかわる働きをするのがDHTです。ただ，DHTはテストステロンから酵素5αリダクターゼにより生成されるので，テストステロン値が高い方はDHTを生成しやすい体質といえるでしょう。

　一方，女性の場合はエストロゲンと呼ばれる女性ホルモンも薄毛に関与しているといわれています。エストロゲンは男性で

は思春期以降の変化はあまりありませんが，女性では50歳くらいを境に急激に低下して，髪の毛への影響が出て薄毛になってくるケースもあります。さらに，女性の場合はエストロゲンの低下により，薄毛以外にも骨粗しょう症，高血圧，動脈硬化，子宮疾患が起こりやすくなることが示されています。

遺伝的な要因

　薄毛と体毛の両方に遺伝的な要因が関与していますが，これらの遺伝的な影響が同じであるかどうかは一概にいえません。髪の毛の脱毛と体毛のパターンは異なることがあります。ただし，一卵性双生児では類似した傾向がありますが，そうでない場合は一定の傾向が見いだせない場合もあります。ある男性4人兄弟の例では，壮年期に薄毛になる人（2人）もいれば，高齢になっても薄毛にならない人（2人）もいました。このような事例は兄弟の多かった時代にはよく見られたといわれています。受け継いでいる遺伝子が母方か父方かという違いがあるのが要因のひとつと思われます。

生活習慣や環境要因

　生活習慣や環境要因は，薄毛や体毛の成長に影響を及ぼすと考えられます（**Q37**参照）。たとえば，栄養不足，睡眠不足，ストレスなどは，薄毛や体毛の健康に対して悪影響を与える可能性がありますが，その影響や仕組みは同じではないと考えられています。

　薄毛の例でいえば，**Q36**でも取り上げたように，海外の一

41　薄毛と体毛は関係あるのですか？　131

卵性双生児の研究に，ストレスの持続時間が長かった被験者の脱毛が増加したケースがあります。さらに，非喫煙者で飲酒の少ない被験者よりも喫煙者で飲酒の多い被験者が脱毛したケースがあるので，生活習慣や環境要因も重要といえます。さらに，近畿大学などの研究では，男性型脱毛とヘモグロビン値の関係からストレスが薄毛と関係している可能性があると報告されています。ヘモグロビン値は喫煙やストレスによって上昇する（血流が不足する）ことが知られており，ヘモグロビンの値が高いグループでは脱毛の重症度も高いとの結果が示されています。

　生活習慣や環境要因に基づいた，体毛に関する調査研究はありませんが，一般的には，薄毛（頭髪）と体毛はそれぞれ異なる要因が影響していると考えられています。ちなみに，頭髪と体毛は毛の生え方に違いがあります。一般的に，頭髪はひとつの毛穴から 2 ～ 3 本の毛が生えていますが，体毛はひとつの毛穴から 1 本しか生えていません。

参考文献　1）川崎直人ら（2018）「男性型脱毛症（AGA）とヘモグロビン量またはストレスとの関連性に関する基礎研究」，第 18 回日本抗加齢医学会総会，大阪
　　　　2）AGA メディカルケアクリニック，体毛が濃いとはげるって本当？毛深さと薄毛は関係するのかを解説，
　　　　　https://agacare.clinic/column/improvement/body-hair/
　　　　　（2024 年 6 月 20 日確認）
　　　　3）朝日新聞，RE ライフ .net，男と女のアンチエイジング　どちらも鍵はホルモン，
　　　　　https://www.asahi.com/relife/article/14257034（2024 年 6 月 20 日確認）
　　　　4）C. Ober *et al*.（2008）"Sex-Specific Genetic architecture of Human Disease", *Nat. Rev. Genet.*, **9(12)**, pp.911-922

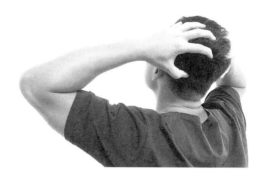

Section 5

薄毛対策

髪の生え際や分け目が目立ってきたときの対処法はありますか？

Question 42

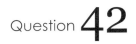
Answerer　山内　力

　髪の生え際や分け目を目立たせなくするには，いくつかの対処法があります。ただし，あくまで対処法であるとともに，個人差もあるため，効果が感じられるかどうかは人それぞれです。以下は，一般的なアプローチです。

ヘアスタイルを変える
　髪の生え際が目立ってきた場合，最も一般的な方法は額を隠すヘアスタイルにすることです。ただ欠点として強い風で目立った部分が露出することがあります。したがって，スタイリング剤の使用などによって強い風でも髪の毛が浮き上がらないようにする工夫も必要になってきます。

美容施術
　毛が細く軟毛で，生え際の毛量が減ってきた場合，無理に前髪を下ろすと不自然になることもあります。このようなケースではパーマ施術をすることで，額まわりも自然に隠れて，自然な厚みが生まれます。また，明るめのヘアカラー施術により，地肌と髪の毛のコントラストをなくすことで目立たなくする方

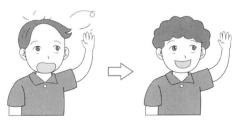

図 42-1　髪型を変える

法もあります。

ヘアスタイルの工夫

　髪を引っ張るようなヘアスタイルは，髪の生え際や分け目を目立たせる原因となります。できるだけ緩いスタイリングを心掛け，髪に優しいヘアアクセサリーを使用するのも工夫のひとつです。また，分け目が目立つ場合は，今までと違ったスタイルに変える，前髪の薄さが目立つ場合は，前髪にボリュームを出すヘアスタイルにすることも手軽な対処法です。コテやヘアアイロンで前髪にカールをつけるなどの方法もあります。時間がない場合は，朝起きてから前髪にロッド（カールロッド）を巻きつけて，出かける前にロッドをとると，カールが数時間持続します。さらに効果的に行うには，ロッドをする前にセットローションやスタイリングジェル（かなり薄く塗布）などを前髪につけた後にカールを巻きつける方法もあります。

分け目をずらす

　女性の場合は，加齢により頭頂部からセンターライン（正中線）にかけて薄毛が広がるケースがあるようです（**Q39** 参照）。このようなケースでは分け目の位置をずらすと薄い部分を隠すことができます。また，分け目がセンターラインでないケースでも，分け目の位置をずらすと効果的です。

　さらに，分け目をまっすぐにするのではなくジグザグ分けにする方法もあります。慣れるまでの時間はかかるかもしれませんが，ジグザグ分けは多数の人がその方法を YouTube 等で公

42　髪の生え際や分け目が目立ってきたときの対処法はありますか？　135

開しているので参考にするとよいと思います。

　さらに，分け目の両側左右1cmのところにダッカールを差し込んで髪を立ち上げ，左右からドライヤーで温めて，冷えてからダッカールを抜くことで髪の毛を立ち上げて，分け目を目立たなくする方法があります。時間がない場合には朝起きてからダッカールを挟んで，出かける前にダッカールを抜くことで立ち上がり効果を期待できます。

ヘアケア製品の選択

　髪の生え際や分け目が目立つケースとして，加齢による軟毛化などで毛がペタンと寝てしまうケースもあります。このケースでは，ハリやコシの出るようなシャンプー，リンス類や高分子化合物を配合したスタイリング剤の使用も，手軽な対策になります。

ウィッグの使用

　最も手軽で効果のあるのはかつらやウィッグの利用です。女性市場は男性市場の数倍あるといわれており，特に女性ではファッションの一部として使用されるものや医療用として使用されるウィッグの需要が高いようです。ウィッグにはかぶり方やつけ方，素材や製法，スタイル，それぞれにたくさんの種類があります。頭全体にかぶるフルウィッグや，前髪・襟足など髪の一部分のみにつけるポイントウィッグ，つむじや分け目を隠すようにつけるヘアピースなどがあり，用途に合わせて選ぶ必要があります。

このほか，即効性はないですが，前述した生活習慣の改善も行うとよいと思います。また，頭皮のマッサージにより髪を立ち上げてボリューム感を出す対処法があります（**Q43** 参照）。

薄毛を目立たなくするマッサージを教えてください。 Question 43

Answerer　山内　力

　ペタンと寝てしまった毛を立ち上げて、ボリュームを出す方法として、マッサージがあります。マッサージは薄毛を目立たなくすることが期待できますが、効果があるかどうかは個人により異なります。

頭皮マッサージの効果

　まず、頭皮マッサージの効果は、緊張を和らげ、頭皮の血行を改善することです。これによって、頭皮の動きやすさも改善されます。また、頭皮の血流量と毛の太さは相関することが知られています。したがって、頭皮マッサージにより血行がよくなると、毛が太くなる効果が期待できます。さらに、図43-1に示したようにマッサージを行うことにより、毛に付属している立毛筋が刺激を受ける結果、毛が立ち上がりやすくなり、ボリュームアップ効果も期待できます。

　また、実際に、健康食品を摂取しマッサージを併用したときの発毛効果について検証を行っている研究があり、開始前との

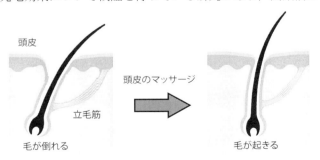

図43-1　頭皮マッサージによる髪の毛への影響のイメージ図

比較で総本数・髪密度・成長期毛割合の全項目において有意な増加がみられたことが報告されています。この研究において，特定の成分を含まないプラシーボ健康食品を摂取し，マッサージを併用したコントロール群でも，成長期毛の割合が有意に増加したことが認められたことから，特定のマッサージを行った影響ではないかと考察しています。

　このように，頭皮マッサージは血行を改善するだけでなく，成長期毛の割合を増加させる効果があります。成長期毛の割合が増加することは，逆を言えば，休止期毛が減ることを意味しています。このような理由からマッサージを行うことで薄毛を目立たなくすることが期待されます。

頭皮マッサージのやり方

　次に，実際に頭皮全体のマッサージの一例を示します（**図43-2**）。マッサージ方法はいろいろなものがありますが，基本は同じであり，そのポイントは「もみほぐす」「強めに押し回す」を組み合わせて頭全体をもみほぐすことになります。

●耳の上から頭頂部（百会）（**図43-3**）に向かってもみほぐす（左右の手のひらを使用）
① 左右の耳の上に手のひらをあてて，ゆっくり5回ほど押し回します（回す方向は自由）。後ろに引き上げる感じで行います。
② 耳の上と頭頂部の真ん中に手のひらをあて，ゆっくり5回ほど押し回します（回す方向は自由）。

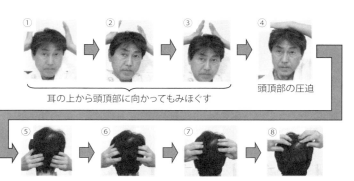

図 43-2　頭皮全体のマッサージの方法

③　最後に，頭頂部付近の左右に手のひらをあて，ゆっくり5回ほど押し回します（回す方向は自由）。

●頭頂部の圧迫（片方の手のひらを使用）
④　片方の手のひらで頭頂部（百会）をゆっくり強めに押します。これを2回繰り返します。

●襟足から頭頂部に向かってもみほぐします（左右の5本指の腹を使用）
⑤　左右の襟足に5本の指の腹をあて，ゆっくり大きく5回ほど押し回します（回す方向は自由）。爪を立てると頭皮を傷つけるので注意。
⑥　少し上の部分に5本の指の腹をあて，ゆっくり大きく5回ほど押し回します。
⑦　もう少し上の部分に5本の指の腹をあて，ゆっくり大きく5回ほど押し回します。
⑧　頭頂部付近に5本の指の腹をあて，ゆっくり大きく5回ほど押し回します。

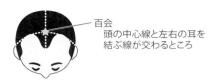

図43-3　頭頂部のツボ（百会）

　以上①〜⑧の工程を２，３回繰り返します。

　以上は，頭皮全体のマッサージですが，髪の生え際や分け目が目立ってきたときはその周辺の毛を立ち上げさせることが重要になってきます。たとえば分け目が目立ってきたときは，その分け目の左右でマッサージを行うとよいでしょう。

参考文献
1) 花王，頭皮マッサージ／効果と方法，
https://www.kao.com/jp/haircare/health-of-scalp/20-10/
（2024年6月20日確認）
2) 金子剛ら（2021）「健康食品とマッサージ併用による発毛効果についての検証」，診療と新薬，**58**, pp.873-879

発毛剤，育毛剤の成分や
使い方の違いは何ですか？

Question 44

Answerer 中谷 靖章

発毛剤と育毛剤

　発毛剤と育毛剤は，薬機法（医薬品，医療機器等の品質，有効性及び安全性の確保等に関する法律）では違う分類に分けられています。発毛剤は「医薬品」，育毛剤は基本的に「医薬部外品」です。医薬品は「治療や予防を目的とした薬」のことで，医薬部外品は主に「予防や衛生を目的とし，人体に対する作用が緩和なもの」のことです。

　医薬品である発毛剤には，発毛，育毛および脱毛（抜け毛）の進行予防といった，新たに髪の毛を生やしたり細くなった髪の毛を太く成長させたりする効果が期待できます。医薬部外品である育毛剤には，育毛，薄毛・かゆみ・フケ・脱毛の予防・改善，毛生促進，発毛促進，病後・産後の脱毛対策，養毛といった，「今生えている髪を維持する」「髪が育ちやすい環境を整える」といった予防・現状維持の効果が期待できます。

副 作 用

　発毛剤や育毛剤を使用する上で知っておかなければいけないのが副作用です。副作用は必ず起こるものではありませんが，誰にでも起こる可能性があります。万が一副作用が出たときに症状を悪化させないためにも，起こるかもしれない症状を把握しておきましょう。

　発毛剤と育毛剤に共通する頭皮への副作用としては，かぶれ，かゆみ，フケ，赤みなどがあります。また，発毛剤に含まれるミノキシジルは，もともとは血管拡張作用があることから血圧降下薬として開発された薬であるため，高血圧の方や心臓病な

薄毛対策

5

表 44-1　発毛剤と育毛剤の違い

	発 毛 剤	育毛剤（養毛剤）
分類	医薬品	基本的に医薬部外品
効果効能	発毛，育毛および脱毛（抜け毛）の進行予防	育毛，薄毛・かゆみ・フケ・脱毛の予防・改善，毛生促進，発毛促進，病後・産後の脱毛対策，養毛
有効成分[※1]	ミノキシジル	脱毛の予防・育毛の有効性が認められた有効成分 アデノシン，t-フラバノン，サイトプリン，ペンタデカン酸グリセリド
その他の有効成分		ショウキョウチンキ（血行促進），セファランチン（血流促進），塩化ジフェンヒドラミン（毛細血管拡張），イソプロピルメチルフェノール（殺菌），アセチルパントテニルエチルエーテル（育毛促進，脱毛防止），アラントイン（細胞賦活，抗炎症，抗アレルギー），ビタミン E，ビタミン E アセテート（血流促進），ヒノキチオール（殺菌），パントテン酸カルシウム（育毛促進，発毛促進），ビタミン E ニコチネート（血流促進），ニコチン酸アミドニコチン酸アミド（血行促進），ニコチン酸ベンジル（毛根刺激，頭皮刺激），β−グリチルレチン酸（抗炎症），センブリエキス（血流促進），トウガラシチンキ（毛根刺激，頭皮刺激），塩酸ピリドキシン（皮脂分泌抑制成分），ビオチン（細胞賦活），エストラジオール（皮脂分泌抑制），塩化ベンザルコニウム（殺菌）

※1　日本皮膚科学会ガイドライン「男性型および女性型脱毛症診療ガイドライン 2017 年版」収載

どの症状がある方は注意が必要です。「使用上の注意」を必ず熟読してから使用するようにしてください。女性用の発毛剤では，ミノキシジルの配合量が男性用に比べて低くつくられています。配合量が多い方がより効果がありそうだと考えて男性用のものを使用すると，頭皮の瘙痒（かゆみ），紅斑（赤み），落屑（剥がれ），毛包炎，接触皮膚炎，顔面の多毛などの副作用が起きる可能性が高くなることを含め十分な検討がされていないため，女性用のものを使用しましょう。

使 い 方

　育毛剤は，１日２回は使用することが大切ですが，その効果をさらに高めるためには，次のような他の手段との併用が必要

44　発毛剤，育毛剤の成分や使い方の違いは何ですか？　　143

です。

・頭皮を清潔にすること

　身体の中で，特に頭皮は皮脂や汗の分泌が盛んな部位ですから，汚れ方も激しいわけです。特に男性型脱毛の場合はその傾向が強く，そのために抜け毛が増えることも指摘されています。また，頭皮が汚れていると育毛剤の浸透が妨げられますから，せっかく使用した育毛剤の効果が十分発揮できません。シャンプーによって頭皮を常に清潔にしておくことが大切です。

・頭皮のマッサージ

　育毛剤の主な働きは血行を促進させることですが，マッサージも同じように血行を促進させる効果があります。この２つを組み合わせると相乗的な効果が期待でき，どちらかひとつを単独で行うよりははるかによいわけです。しかし，皮膚科医の中には，マッサージはせっかく生えてきた毛を擦り切るからよくないという人がいます。男性型脱毛の場合には短くて軟らかい毛が多いですから，強くこすることは確かによくありません。そのため育毛のマッサージのやり方は，こするのではなく，もむことです。両手の指先を使って，首筋から頭全体にかけてゆっくりと，頭皮を柔らかくするように１回に３〜４分間もむわけです。これを育毛剤を使うのと同じように朝晩２回行います。

参考文献　1) 木嶋敬二ら（2023）『改訂版ヘアサイエンス　毛髪診断士認定講習会テキスト』，日本毛髪科学協会
　　　　2) 日本皮膚科学会ガイドライン「男性型および女性型脱毛症診療ガイドライン 2017 年版」

育毛剤を使うと髪の毛が
速く伸びるのですか？

Question 45

Answerer　山内　力

　育毛剤の主な目的は，既存の髪の毛の健康を促進し，薄毛や
抜け毛の進行を抑制することです。しかし，実際に育毛剤を使
用することで髪の毛が速く伸びるケースも観察されます。ただ，
育毛剤の種類により髪の毛の成長速度を速めるものと遅くする
ものがあるという研究結果があります。また，同じ育毛剤を使
用しても髪の毛の伸びが速くなる人もいれば，逆に遅くなる人
もいるので，育毛剤の種類や個人差によるところが大きいとい
えるでしょう。

育毛剤による毛の成長速度の実験

　エタノールのみの育毛剤，ホップエキス配合育毛剤，ミノキ
シジル配合育毛剤をマウスに塗布して，毛の成長速度を比較し
た研究があります。この研究では，育毛剤未塗布＜エタノール
のみ育毛剤＜ホップエキス配合育毛剤≦ミノキシジル配合育毛
剤の順番でマウスの毛が速く伸びる効果がありました。エタ
ノールのみの育毛剤でも，未塗布に比べてマウスの毛は速く伸
びています。エタノールのみの育毛剤をヒトで使用した場合も，
同様の効果が報告されています。

　また，ホップエキス配合育毛剤を男性11名（25～38歳）
に2か月間使用した研究があります。この研究では，被験者の
うち8名で髪の毛の伸びが速くなり，3名で髪の毛の伸びが遅
くなったという結果でした。本研究では，毛の伸びが遅くなる
メカニズムに関しては考察されていませんが，髪の毛をつくる
毛母細胞の増殖が抑制されたためと推測されます（後述）。こ
こで，毛の伸びではわかりにくいので長さに換算しますと，成

45　育毛剤を使うと髪の毛が速く伸びるのですか？　　**145**

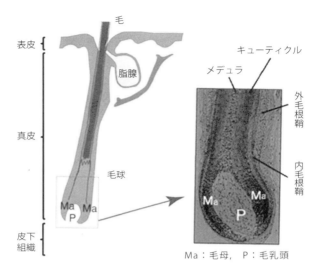

図45-1 髪の毛の構造図と写真

長速度が速くなった8名は平均で8.0%毛が長くなり、成長速度が遅くなった3名は平均で7.2%毛が短くなりました。ちなみにこの11名の育毛剤塗布前の髪の毛の伸びの平均は1.36 cm/月でしたので、1か月での毛の伸びは、長くなった被験者も短くなった被験者も約0.1 cm（1 mm）になります。

髪の毛が伸びる仕組み

次に、髪の毛が伸びる仕組みです。**Q2**で解説したように、髪の毛は「成長期」「退行期」「休止期」という状態を循環（ヘアサイクル）しており、発毛と脱毛を繰り返しています。このうち成長期毛の割合が85〜95%となっています。

成長期毛は**図45-1**のように皮下組織にまで達しています。一番深い膨らんだ部分は毛球と呼ばれます。毛球の下端は毛乳頭（P）という特殊な細胞がネットワークをつくっています。

表 45-1　育毛剤に配合される有効成分の役割と成分例

役　割	成　分　例
成長促進 （血行促進）	ミノキシジル，セファランチン，オランダガラシエキス，塩化カルプロニウム，ペンタデカン酸グリセリド，センブリエキス
脱毛予防	フィナステリド（内服薬），デュタステリド（内服薬），エチニルエストラジオール等
頭皮環境改善	グリチルリチン酸ジカリウム，サンショウエキス，メントール，カキタンニン，酢酸トコフェロール

毛乳頭の周りは毛母細胞が取り囲み，この領域は毛母（Ma）と呼ばれます。

　このなかで毛乳頭は司令塔，毛母細胞が生産部門の役割をします。言い換えると，毛乳頭細胞が成長因子や栄養を毛母細胞に渡し，毛母細胞で髪の毛をつくっています。さきほどのホップエキス配合育毛剤やミノキシジル配合育毛剤は毛母細胞の増殖効果を示すことから，毛母細胞の増殖が促進した結果，髪の毛の伸びが速くなったと推測されます。

　このように，髪の毛の成長速度は個人差があり，遺伝的な要因や健康状態，生活習慣などに影響されます。育毛剤が髪の毛の成長速度を向上させると主張する製品も多数存在しますが，その効果は使用した人すべてが同じになるとは限りません。

育毛剤に配合される有効成分

　参考のために育毛剤に配合される一般的な有効成分を**表 45-1** に示しました。これらの成分は，髪の毛の成長促進（血行促進），脱毛予防，頭皮環境改善などの目的で配合されます。特に，髪の毛の成長促進（血行促進）効果のある有効成分に関しては髪の毛が速く伸びる効果が期待されます。実際に表中のセンブリエキス，グリチルリチン酸ジカリウム，酢酸トコフェロールを配合した育毛剤を女性に塗布した場合，5.30％

毛が長くなったというデータもあります（40 本の平均)。

参考文献　1）宮本達ら（1994）「ヒト毛成長に関する定量的研究（第 1 報)」,
日本化粧品技術者会誌, **27(4)**, pp.554-564

2）岡野由利ら（1996）「ホップ抽出物の育毛養毛効果」, 日本化粧品
技術者会誌, **29(4)**, pp.411-416

サプリメントで薄毛は予防できますか？微量成分が足りないことで髪の毛への影響はあるのでしょうか？

Question 46

Answerer　山内　力

薄毛の原因は多岐にわたります。遺伝的な要因やホルモンの影響，生活習慣，ストレスなどが関与しているので，サプリメントで予防することは一般的に難しいといえます。ただし，健康な髪の毛の成長には適切な栄養素が必要であり，これらをサプリメントで補うことが一定の効果をもたらす場合もあります。以下は，健康な髪をサポートするために考慮できる栄養素について解説します。

微量ミネラル

髪の毛をつくる過程で必要とされるセレン，亜鉛，ヨウ素，その他の微量ミネラルや鉄分の摂取が推奨されています。たとえば，亜鉛は髪の毛のタンパク質合成に必要な栄養素で，不足した場合は髪の毛が脆くなったり脱毛が起きたりする可能性があります。鉄分は血液の酸素供給に関与し，健康な髪の毛の成長にも重要です。鉄分不足は貧血を引き起こし，これが脱毛の原因となる可能性があります。セレンは髪の毛の健康に影響を与え，抗酸化作用もあり，不足した場合は髪の毛の脆弱性を引き起こす可能性があります。また，ケイ素は頭皮の内側にあるコラーゲンの減少を防ぐ効果があり，健康な髪の毛が生えやすい状況を維持することが期待されています。

日本はミネラルが少ない土壌のため，日本人は

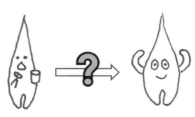

図 46-1　微量成分は髪の毛に影響する？

潜在的亜鉛欠乏症であるといわれています。事実，厚生労働省の 2024 年の「令和 4 年国民健康・栄養調査」によると亜鉛の実際の摂取量は男性 20 歳以上で 9.1 mg/日，女性 20 歳以上で 7.7 mg/日を摂取しているとされています。さらに年代ごとの摂取量の詳細を「日本人の食事摂取基準（2025 年版）」で示された 1 日の摂取の推奨量と照らし合わせると，男性は 30 〜64 歳，女性は 20〜64 歳と多くの年代で摂取量が不足していることになります。この調査によると，鉄もまた，日本人女性のうち 3 〜64 歳，男性では 3 〜29 歳のうちほとんどの年齢で，摂取量の不足が指摘されています。また，ケイ素は，生命維持に必須の微量ミネラルのひとつであるにも関わらず，摂取基準が定められていないミネラルです。人間の体内に約 18 g 存在し，主に骨，関節，血管，皮膚，髪の毛，歯，爪などに多く含まれていますが，加齢とともに減少し，不足すると「爪が割れる」「髪が抜けやすい」「皮膚がたわむ」などの症状が現れるため，海外の報告では 1 日 40 mg 程度の摂取が必要といわれています。

ビタミン類

ビタミン A，ビタミン E，ビタミン D，ビタミン C，ビオチン（ビタミン H）などのビタミン類も髪の毛の成長や健康に寄与します。これらのビタミンが不足すると，髪の毛の状態が悪化する可能性があります。実際にこれらが不足したケースとして，髪の毛のちぢれといった医学所見も示されています。ただし，過剰な油溶性ビタミンの摂取は体内に蓄積され，有害な影

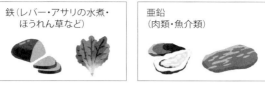
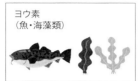
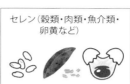

図46-2 鉄，亜鉛，ヨウ素，セレンを多く含む食品

響が現れることがあるので注意が必要です。

その他

　L-リジンは必須アミノ酸のひとつで米国での臨床試験でさまざまな原因による薄毛・脱毛に有効であるとして特許をとっている成分です。これらの成分を有するサプリメントを補助的に用いた内服療法が日本でも行われるようになっていて，円形脱毛や女性型脱毛を含むあらゆる種類の脱毛症に用いられています。L-リジンを有するサプリメントには，一般に購入できるものもあります。

　そのほか，適切なバランスのある食事を摂ることが，髪の毛の健康を維持する上で重要です。ただし，これらの微量成分が不足している場合でも，その影響が直ちに現れるわけではなく，数週間または数か月かかることがあります。また，薄毛の具体的な原因によっては効果が異なります。さらに，前述したように，実際に亜鉛，銅，ミレットエキス・リジン含有の健康食品を摂取し，マッサージを併用したときの発毛効果について検証

を行った研究で，開始前との比較で髪の毛の総本数・髪密度・成長期毛割合の全項目において有意な増加がみられました。この調査研究からも，髪の毛の成長に必要な成分が不足している場合は，サプリメントでこれらの成分を補うことで一定の効果が期待できると考えられます。ちなみに，ミレットエキスは，キビの一種であるミレットから抽出された成分で，アミノ酸を豊富に含有しています。中でも体内でつくることができない含硫アミノ酸のシスチンとメチオニンが含まれており，ヨーロッパでは古くから広く利用されてきました。

参考文献 1) 松山淳（2018）「臨床発毛医学の現状と展望 2018」，国際抗老化再生医療学会雑誌，**1**, pp.25-30
2) 小西和人（2018）「頭髪外来における内服・外用による男女の発毛治療」国際抗老化再生医療学会雑誌，**1**, pp.40-42

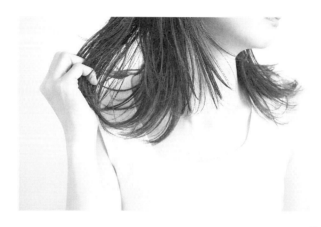

Section **6**

髪の毛のウワサ

海藻を食べると髪にいい というのはホントですか?

Question 47

Answerer 中谷 靖章

　ワカメやコンブ等の海藻が海でゆらゆらと揺れている様子が髪の毛と似ている，または海藻の色が日本人の髪の毛の色と似ていると感じた人が多かったために，「ワカメやコンブをたくさん食べると，ワカメやコンブのように黒々とした髪が増える」といわれるようになったと考えられています。しかしながら，海藻をいっぱい食べたからといって，髪の毛が増えるといった医学的根拠はありません。だからといって，一概にワカメやコンブ等の海藻が髪の毛に無関係であるともいえません。

　海藻には多くの種類があり，食用でも100種類以上に及び，亜鉛やミネラル，鉄やカルシウム，ビタミンやヨウ素，食物繊維などさまざまな栄養素を含みます。主に海藻は，緑藻類・褐藻類・紅藻類の3つのグループに分けられます。

① 緑藻類

　きれいな緑色が特徴です。海藻類の中で一番浅瀬に生息しています。鉄・カルシウム・ヨウ素・食物繊維が豊富です。

　　＜代表的な緑藻類＞　アオノリ・アオサ・クビレヅタ（海ぶどう）

② 褐藻類

　緑藻類より少し深いところに生息している海藻で，赤褐色から黒っぽい色が特徴です。モズクやワカメ（メカブ）といった粘り気のある種類が多く挙げられます。このネバネバ成分は，フコイダンという水溶性食物繊維の一種です。他にもカルシウムが豊富なヒジキや，グルタミン酸が豊富なコンブがあります。

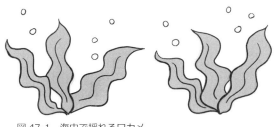

図47-1　海中で揺れるワカメ

　＜代表的な褐藻類＞　コンブ・ワカメ・ヒジキ・モズク

③　紅藻類

　海の深いところに生息し，赤い色が特徴です。刺身のツマや海藻サラダなどに使われています。日本人になじみ深い食材である海苔は，紅藻類に入る食品です。

　＜代表的な紅藻類＞　テングサ・トサカノリ・エゴノリ・オゴノリ

　髪の毛をつくる過程で必要とされる，セレン，亜鉛，ヨウ素，その他のミネラル，細胞の活動を高めて貧血防止になる鉄分の摂取が推奨されています。海藻は，これらの髪の毛に影響する栄養素を含んでいます。このことが，海藻が髪の毛に無関係であるともいえない理由です。海藻を極端にたくさん食べるのではなく，全体としてバランスの取れた食事の一環として海藻を適切に取り入れることで，髪の毛によい影響を与えられる可能性が高いといえます。

参考文献　1) 木嶋敬二ら（2023）『改訂版ヘアサイエンス　毛髪診断士認定講習会テキスト』，日本毛髪科学協会

白髪は抜くと増える というのはホントですか?

Question 48

Answerer 山内　力

「白髪は抜くと増える」という言い伝えは，一般的には迷信や俗説のひとつとされ，科学的な根拠があるわけではありません。一般的に白髪を抜くときは白髪が気になっているときです。言い換えれば，白髪を抜くときは加齢による白髪が始まりだした時期と考えられ，"抜いたために増えたように感じられる"ことが理由と考えられます。

人間に限らず動物は加齢によっていろいろな変化が起こりますが，その変化は少しずつ起こるため，通常は気づきません。しかし，黒髪の中に白髪が出現し始めると，そのコントラストの違いが大きいために，白髪が出てきたと認識されて，その残像が記憶されます。当然加齢によって白髪が増えると"白髪が増えた"と認識できるので「白髪は抜くと増える」と勘違いされたのでしょう。

白髪の原因

白髪は通常，メラニン色素の減少や欠如によって発生します。これは遺伝的な要因や加齢などが主に影響を与えることが知られています。白髪の発生には，これ以外にも，ストレス，生活習慣，過

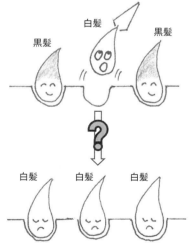

図48-1　白髪は抜くと増える？

激なダイエット，投薬などさまざまな原因があるようです。ただ，一度白髪になった毛包は元の色素を完全に回復することは難しく，再生される髪もしばしば白いままです（ごく稀に白髪が黒髪になる現象もあります）。しかし，科学的には白髪を抜くことが直接的に新しい白髪を増やす原因となるわけではありません。

加齢による変化

「白髪は抜くと増える」という俗説が形成されたであろうと考えられるデータを次に示します。**図48-2**は髪の毛に占める白髪の割合を男女各2,000名程度で調べた結果です。5〜9歳の白髪割合は男性で0.02％，女性で0.01％でした。白髪が目立ち始める時期は男性では30代前半，女性では30代後半です。平均的な白髪の割合は，男性が40〜44歳，女性が45〜49歳で増加し始め，50代で男女の割合が逆転します。また，男性では60〜64歳，女性では55〜59歳で急激に増加します。男性で髪の毛の白髪の程度は80〜88歳で55.5％，女性では85〜92歳で69.7％に到達しました。

このように日本人を含め一般的なアジア人では，白髪は男性では30代前半，女性では30代後半の半数以上で出現し始めます。図のデータが示すように加齢によって白髪の割合は増えるので，目立ち始めた（気になって抜いた）時期から数年後には白髪の増加が認識できます。このために，白髪を抜いたことで白髪が増えたと勘違いして「白髪は抜くと増える」という俗説が広がったものと推測されます。

48 白髪は抜くと増えるというのはホントですか？

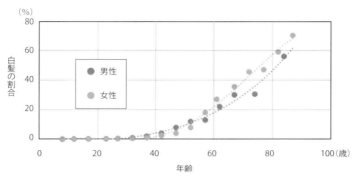

図48-2 加齢に伴う全頭に占める白髪の割合

円形脱毛症の白髪

　本題とは少しずれますが，円形脱毛症では免疫細胞により有色毛のみが攻撃されて脱毛して，白髪が残ります。毛根に存在するメラニン色素を異物として自己免疫反応が起こるのが理由とされています。円形脱毛症は頭皮の全体にわたって起こる場合もあるので，このようなケースにて円形脱毛症が原因で有色毛が脱毛した結果，2週間後に白髪だけが残ったという報告もあります。

　また，フランスのルイ16世の王妃であるマリー・アントワネットは，死刑判決後に一晩で白髪になったとの言い伝えがあります。また，その2年前，5日間の逃亡の後に，"本来の赤毛が老婆のように白くなった"と侍女の回想録にもあります。普通の赤毛が5日から2週間で白髪に変化することは考えられませんが，マリー・アントワネットが円形脱毛症を発症していたとすれば，つじつまが合う話です。

参考文献 1）Harumi Terada,（1956）"Appearance of Gray Hair as an Aging Phenomenon in Japanese", Okajimas Folia Anatomica Japonica, **28(1-6)**, pp.35-449
2）出田立郎（2023）「マリー・アントワネットの髪の毛」, 皮膚と美容, **55(3)**, pp.90-97

坊主刈りにすると剛毛になるというのはホントですか？

Question 49

Answerer　山内　力

「坊主刈りにすると剛毛になる」という言い伝えも，一般的には迷信や俗説のひとつとされています。科学的な根拠があるわけではありません。

基礎知識ですが，髪の毛の質や太さは主に遺伝的な要因によって影響を受けます。個人差が大きいため，坊主刈りにして髪が剛毛に感じられる場合もあれば，感じない場合もあります。坊主刈りにした後に髪が剛毛に感じる理由としては，坊主刈りの特徴と髪の毛の加齢変化が関係していると推測されます。以下，この2点について解説します。

カットによる特徴

まず，髪の毛の切断面の電子顕微鏡写真を**図49-2**に示しました。毛をカットする前の形状はA，B，Cで，毛をカットした後の形状はD，Eになります。カットする前は断面が摩擦によって削られて丸みを帯びているのに対して，毛をカットした後は切断面がシャープになっています。当然，断面がシャープで角があるカット後のほうが，手で触ったときの感触として硬さを感じます。カットした毛は角がある状態のまま伸びてゆきますので，しばらくの間は硬さを感じます。

ここで，短い髪型とその長さには，坊主刈りまたは5厘刈り（2 mm），

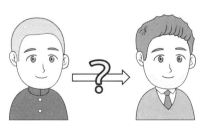

図49-1　坊主刈りと剛毛の関係は？

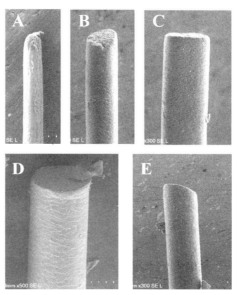

図49-2 髪の毛の断面（電子顕微鏡写真）
カットする前の形状（A，B，C）とカットした
後の形状（D，E）

5分刈り（9 mm），9分刈り（15 mm），ベリーショート（20 mm）などがあります。毛をカットする前の髪の毛は皮膚上にある毛の長さが長いために，弾力（柔軟さ）があってたわみ，硬さはあまり感じられません。しかし，毛をカットした後の坊主刈りでは，皮膚上にある毛の長さが短いために手で触ったときの感触はより硬さが感じられます。これが，「坊主刈りにすると剛毛になる」といわれるようになった一因と考えられます。

さらに，意外かもしれませんが，そもそも髪の毛はとても硬く，同じ太さの銅線に等しい強度であることが数値的に示されています。坊主刈りや剃った髭が伸びた部分を触るとジャリ

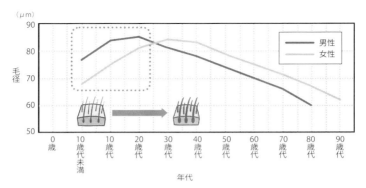

図 49-3 髪の毛の太さと年代の関係

ジャリと硬い感触を受けることからも感じられると思います。

これらの理由で，坊主刈りにしたときには感触的に硬さを感じるために剛毛になったと勘違いするケースもあると推測されます。

加齢変化

次に，髪の毛の加齢変化です。我々の体の変化は少しずつ起こるために，変化を認識できない"ゆでガエル理論"で説明されることがあります。動物は加齢によっていろいろな変化が起こりますが，一度に起こる変化量が小さいため，通常は気づきません。これが原因になっていると考えられます。

図 49-3 は当協会が 2019 年に実施したアンケートの一部で，髪の毛の太さと年代の関係を示しています。図の点線の囲みに着目すると，男女とも 10 歳未満では毛径が細く，10 代，20 代と毛径が太くなることがわかります。特に，10 代前半の第二次性徴期を境に毛径が太くなってゆきます。この第二次性徴期（中学校くらい）に坊主刈りにする学校が過去には多くありました。ちなみに，中学校の男子生徒に対する丸刈りの強制は，

1990 年代には全国の中学校の約半数で見られましたが，徐々に廃止されていき，2018 年に全廃となっています。この，過去に行われていた丸刈りの強制も背景としてあると推測されます。

　データが示すとおりに，第二次性徴期を挟んで少しずつ起こる毛径の増加があるために，第二次性徴期を終えた後には毛径が太くなり，感触的にも硬くなったと感じるでしょう。このような理由で，坊主刈りにしたことで剛毛になったと勘違いして，「坊主刈りにすると剛毛になる」という俗説が広がったものと推測されます。

　同様な俗説は女性の間でも見られます。女性の場合も第二次性徴期を境に体毛が濃くなり腋毛が生えてきます。この時期に腋毛を剃り始めることが多いわけですが，数年後に毛径が太くなったことを，「剃ったために剛毛になった」と勘違いしたものと推測されます。

髪の毛はどこまで伸びるのですか?

Question 50

Answerer 井上 潔

ギネス世界記録「最も長い髪の毛 longest hair on a living person」には,2004 年に 5.627 m の中国の謝秋萍さんが,2023 年には 2.3622 m のインドの Smita Srivastava さんが認定されたとの記事があります。誰でも髪の毛を伸ばし続ければ,ここまで伸びるのでしょうか。

一般に髪の毛は,1 日に約 0.4 mm 伸びますので,1 か月に約 1.2 cm,1 年では約 14.6 cm 伸びることになります。そして,日本人の女性の毛周期は 4 〜 6 年といわれるため,1 サイクルの毛周期の間には約 58.4 〜 87.6 cm 伸びることになります。これが髪の毛の長さの限界と算出されますが,毛周期は個人差が大きいため,先ほどのギネス世界記録に掲載されるような方は,この毛周期がとても長いことが要因と考えられます。

では,一生涯にひとつの毛穴から生える髪の毛の長さはどうでしょうか。

厚生労働省の公表する第 23 回生命表による平均寿命は,男性 81.56 年,女性 87.71 年です。一般に毛周期は女性の方が男性よりも長く 4 〜 6 年で,ほぼ一生

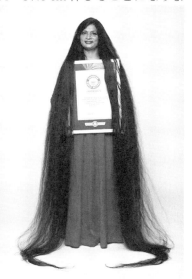

図 50-1 ギネスに登録された最も長い髪の毛の女性

涯を通して繰り返されるとされます。そのため，1回の毛周期を5年と仮定（女性の毛周期の中間）すると，一生の間に毛周期は約17回繰り返されることになります。すると，毛周期1回で72 cm（0.4 mm×30日×12か月×5年）伸び，これが17回繰り返されますので12.24 mも伸びると算出されます。

　さらに，髪の毛全体では1日にどの程度伸びているのでしょうか。髪の毛は約10〜12万本あり，そのうちの85〜95％が成長期にあるといわれます。髪の毛の90％を成長期と仮定すると，9〜10.8万本が0.4 mm伸びるのですから，髪の毛全体では1日に約36〜43.2 m（0.4 mm×9万本，0.4 mm×10.8万本）も伸びていることになります。

　このように髪の毛は，大変活発に成長しているのです。

参考文献　1）ギネスワールドレコーズ，インドの女性が2メートルの以上の髪
　　　　　　　の毛でギネス世界記録達成，2023年11月29日,
　　　　　　　https://www.guinnessworldrecords.jp/news/2023/11/
　　　　　　　indian-woman-sets-record-with-worlds-longest-hair-
　　　　　　　measuring-over-two-metres-761784（2023年12月確認）
　　　　　　2）ギネスワールドレコーズ，最も長いもの,
　　　　　　　https://kids.guinnessworldrecords.com/Images/
　　　　　　　GWR2018_104-105_JAPAN_Longest_tcm55-488953.pdf
　　　　　　　（2023年12月確認）
　　　　　　3）厚生労働省，第23回生命表（完全生命表）,
　　　　　　　https://www.mhlw.go.jp/toukei/saikin/hw/life/23th/dl/
　　　　　　　23th_02.pdf　（2023年12月確認）
　　　　　　4）乾重樹（2018）「毛と毛包の解剖・毛髪異常（AGA）」，日本香粧品
　　　　　　　学会誌，**42(2)**，pp.93-97

毛髪診断士® と無料毛髪相談

【毛髪診断士®とは】

　毛髪診断士®（Hair Adviser, JHSA）は，毛髪診断に必要な知識と，マイクロスコープなどを使って頭皮の状態を的確に観察する技術を習得した者で，誰でも取得できます。

　毛髪に関する悩みを持つ方からの相談を受けて，適切なヘアケアの仕方などをアドバイスします。

　＊「毛髪診断士」は公益社団法人日本毛髪科学協会の登録商標です。

【毛髪診断士®認定資格取得のメリット】

　毛髪に関する悩みは男女・年齢を問わず誰でも少なからず抱えています。インターネット上にはさまざまな毛髪に関する情報が溢れていますが，中には根拠のない疑わしい言説を掲げて，高額な商品を売ろうとするものもあります。

　毛髪や皮膚に関する正しい知識を理解することは，このような疑わしい情報に惑わされることなく的確な商品選択やヘアケアを実践でき，健康で美しい毛髪を保つことにつながります。

　また，毛髪診断士®は内閣府に認定された公益法人である当協会だけの認定資格です。同じ説明でも無資格者と有資格者では言葉の重みが異なり，説得力や力強さが異なります。認定講習会では皮膚科専門医や香粧品の専門家等が正しい知識習得に導きますので，毛髪関連の業務に従事する方ならば自信を持って業務に取り組めるようになるでしょう。

　さらに，当協会は毛髪診断士®の方の協力を得て，全国各地で無料毛髪相談を実施しています。一般市民の方に毛髪や皮膚に関する正しい知識の理解と普及を図ることで，健康な日常を

過ごしていただくという活動を通して社会貢献に参画できます。
　毛髪診断士®の資格は，継続した知識向上を目指した自身のスキルアップのための入口です。

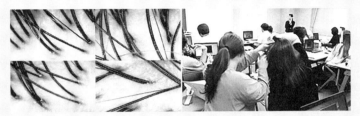

マイクロスコープで頭皮を観察　　　　毛髪診断士認定講習会の様子

　毛髪診断士®には各地の日赤献血ルームや理美容学校等にて実施している無料毛髪相談に参加いただいております。

毛髪診断士®がいるサロン一覧はこちら→

より深く学びたい方へ

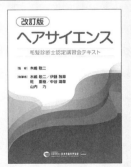

『改訂版ヘアサイエンス
　－毛髪診断士認定講習会テキスト－』
　　　　　2023年1月出版，B5版，156頁
　　　　　　　日本毛髪科学協会発行
　著者　日本毛髪科学協会理事長　木嶋敬二ほか

【無料毛髪相談とは】

公の機関や業界団体などが開催する催しに参加するなど，一般市民を対象に毛髪診断士が無料の毛髪相談を行っています。

さらに，当協会では頭髪の日®（10月20日）を挟んだ前後1か月を毛髪衛生月間と定め，毛髪診断士の協力を得て全国各地で無料毛髪相談を実施しています。

＊「頭髪の日」は公益社団法人日本毛髪科学協会の登録商標です。

・定期開催

日時：毎月第1火曜日，14：00～17：00
会場：東京都赤十字血液センター　新宿東口献血ルーム
東京都新宿区新宿3-17-5　T&T III（サード）ビル5階
＊原則献血に協力してくださった方が対象です。

その他無料毛髪相談の開催等については
こちら（https://www.jhsa.jp/）→

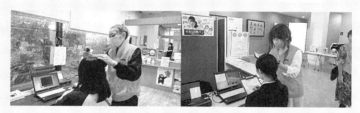

日赤献血ルームでの無料毛髪相談の様子　理容美容学校での無料毛髪相談の様子

・電話での相談

毛髪でお悩みの一般市民の方を対象に，無料で毛髪相談を行っています。専門職員がご相談にお応えします。

相談専用電話：03-6380-0822　平日9:00～17:00

・来所による頭皮・毛髪の観察／郵送による毛髪
検査・観察も行っています。　詳細はこちら→

付録　図でみる髪の毛の知識（日本毛髪科学協会パンフレットより）

ダメージや年齢と共に変わる髪質。原因と対処法を教えて！

ダメージ	切れ毛・枝毛	
	ツヤの低下	うねり
		白髪

加齢

ツヤがなくなった

原因
ヘアカラーなどにより毛髪表面の油膜（18-メチルエイコサン酸）が消失するとともに、CMCも消失します。ブラシによる摩擦、シャンプー時のもみ洗いや高温ドライヤーによってキューティクルの剥離とメデュラの多孔質化が進み、毛髪内部の成分が流出しコルテックスが空洞化して、ツヤがなくなります。

健康な髪の断面／空洞化した髪の断面
キューティクル／空洞化／コルテックス／メデュラ／18-メチルエイコサン酸（18-MEA）／CMCの消失により空洞化した状態／CMC
※CMCが消失するとキューティクルが剥がれたり、毛髪内部が空洞化する。

対処法
丁寧なシャンプーとリンス・トリートメント類の使用を心がけ、ドライヤーは高温を避けて離して使用します。ヘアオイルの使用もおすすめです。特にシリコーンオイルタイプはドライヤーの熱から髪を守る効果があります。

切れ毛・枝毛が増えた

原因
シャンプー時の過度な摩擦や紫外線、ドライヤーの熱、過度なブラッシング・ヘアカラー、ブリーチやパーマによっても起こります。

対処法
シャンプーは手のひらで泡立たせてから髪にのせ、地肌にもみ込むように洗います。濡れた髪を丁寧にタオルで乾かし、温度を上げすぎず、遠めからドライヤーで仕上げの乾燥をします。

クセ毛が、、どうにかして〜

原因
クセ毛の多くは遺伝によるものです。ホルモンバランスの乱れや、頭皮や髪の乾燥・ストレスや過度のダイエットによってもクセ毛になる場合があります。

● オルトコルテックス（水となじみやすい皮質）
● パラコルテックス（油となじみにくい皮質）

直毛（均等に分布している）／クセ毛（偏りがある）

対処法
洗浄力が強すぎない、頭皮に優しいシャンプーを選びます。髪や頭皮に優しい洗い方を心がけましょう。トリートメントによる保湿や縮毛矯正も効果的です。また、クセ毛を活かしたカット技法などもあります。

最近白髪が目立つ、、

原因
髪はメラニン色素によって黒く見えます。老化・ストレス・食生活の乱れによる栄養不足などでこのメラニン色素が減少して白髪になります。

対処法
染毛剤、ヘアマニキュア、カラートリートメントなどがよく使用されます。ふんわりとボリューム感のある髪型も白髪を目立たなくします。

黒髪／白髪
メラニン色素／メラノサイト／毛乳頭／栄養・酸素／毛細血管　※イメージ図です

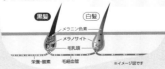

髪の悩み「毛髪診断士®」がいるサロンで相談してみて！
詳しくはホームページをご覧ください！！
日本毛髪科学協会

付録

年齢とともに増えていく髪の悩み…。
あなたは今どのあたり？

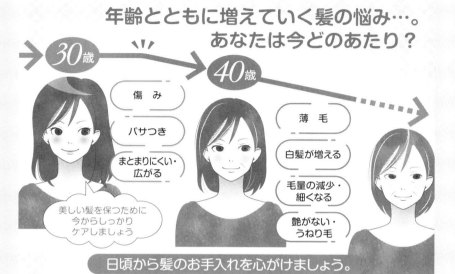

日頃から髪のお手入れを心がけましょう。

Care 1 「薄毛」が気になってきたら

ヘアサイクルの成長期に対して、休止期の毛が多くなったり期間が長くなると、抜け毛が増えると言われています。

- 健康な髪を育むために、タンパク質やビタミン、ミネラルをバランスよく摂取しましょう。
- 髪の成長を助ける育毛剤は、最低半年は継続して使用しましょう。
- 頭皮マッサージで血流を良くしましょう。
- 気になるところはウィッグの使用も。

Care 2 「白髪」でお悩みなら

30代後半から50代にかけて目立ってくる白髪は、毛髪内部のメラニン色素の減少ないしは消失によるものです。

- 傷みをおさえながら、カラーリングで目立たないように整えましょう。
- 部分染めやヘアマニキュア、カラートリートメントも効果的です。
- グレイヘアスタイルもおしゃれで素敵です。

Care 3 「艶がない(うねり毛の増加)」のお悩みなら

加齢により、細かく不規則にうねった毛が増加し、毛流れがそろえにくくなります。髪の傷みも艶が低下する原因になります。

- 洗髪の後、根元からドライヤーで、毛先に向かって毛流れをそろえながら全体を乾かすとよいでしょう。
- 髪の内部の空洞を補修し、キューティクルを傷めないようにしましょう。

傷み・パサつきは年齢を問わない悩み！
健康な髪を保つお手入れ方法(基本)

☆髪を乾かしてからブラッシングしましょう。
☆泡立ちの良いシャンプーを使用し、指の腹で頭皮を優しく洗いましょう。
☆ドライヤー、アイロン等は高温にならないように注意し、短時間で使用しましょう。
☆紫外線から髪を守りましょう。

図でみる髪の毛の知識

付録

健康な髪をいつまでも保ちましょう

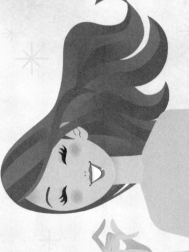

毛髪ダメージ

- キューティクルの剝離
- 髪の毛の空洞化（イメージ）

キューティクルは髪の外側の層で水分やたんぱく質が流れ出ないように髪を保護しています。厚擦に弱く、損傷するとキューティクルが剝がれ流出し、空洞化してしまいます。

＼必要なのは／
艶 なめらかさ しなやかさ ハリ・コシ

キューティクルを整えて、毛流れを良くしましょう。
そのためには髪の毛の空洞化を防ぐことが大切です。
健康な髪には11〜14%の水分が含まれています。
水分を保ち、空洞化を防ぐにはトリートメントなどでケアしてあげましょう。

髪の健康は日々の習慣から

①食事／偏食や無理なダイエットは避け、五大栄養素（炭水化物、脂質、たんぱく質、ビタミン、ミネラル（無機質））を含むバランスの良い食事を行いましょう。
②睡眠／質の高い睡眠を心掛けましょう。
③ストレスケア／リラックス（休養）、リフレッシュ（気分転換）、ストレッチ（軽い運動）などを心がけましょう。

✦健康な髪を保つ✦ お手入れ方法

ブラッシング方法

髪が濡れている状態でのブラッシングはキューティクルが傷みやすくなります。髪を乾かしてから優しくブラッシングしましょう。

シャンプーは泡立ちのよいものを

シャンプーの泡はクッションの役割があり、毛髪同士の摩擦からキューティクルを守ります。泡立ちのよいシャンプーを使用し、爪をたてず指の腹で頭皮を優しく洗いましょう。

髪に高温はNG！

ドライヤーの温風は長時間当てないように。アイロンは温度に注意し、プレスは短めにしましょう。

紫外線から髪を守りましょう

紫外線を長時間浴びると髪の空洞化につながります。紫外線防止効果があるコート剤を使用したり、日傘や帽子などで紫外線を防ぎましょう。

付録

髪のお手入れで失敗しないために

ポイント① 頭皮と髪

シャンプー 頭皮と髪の状態を選んで選びましょう

シャンプーを選ぶことは頭皮と髪の両方の状態を考えて、最も気になることが軽減されるものを選びましょう。
髪や頭皮の悩みには、パサつき、バサつき、広がる、ボリュームがないなどそれぞれです。気になることは何かそれをどうしたいのかを考えて選びましょう。

フケが気になる方 ▶ 殺菌剤などが配合された薬用のフケ取りシャンプー

髪が傷んでいる方 ▶ 髪の負担を軽減するダメージヘア用シャンプー

ヘアカラーの退色を気にする方 ▶ ヘアカラー用シャンプー

カラーパーマをしていない方 ▶ アミノ酸系シャンプーもお勧め

自分で選ぶのが難しい方は、行きつけのサロンで毛髪診断士に相談するのも知恵で適切なアドバイスを行います。

毛髪診断士のいるサロン等
https://www.jhsa.salon/top/

毛髪診断士がアドバイスを行います。

ヘアトリートメント 髪に塗布

選択と塗布の仕方に注意が必要です

●洗い流すヘアトリートメントは、摩擦を防ぐなど、髪のコンディションをよくするので、地肌は避けて塗布しましょう。シャンプー後、しっかり水気を取り、適量を手のひらに伸ばし、毛先から徐々に根元に向かってなじませます。しばらく放置した後、流し残しがないようによく洗い流します。

●洗い流さないヘアトリートメント（アウトバストリートメント）
ヘアスタイルを整えるため、髪質に合ったものを選びましょう。

くせ毛でパサつきになりやすい方 ▶ ミストスプレー（液状タイプ）などがお勧め

軟毛でボリュームがない方 ▶

硬毛で広がりやすい方 ▶ 重さを与えるオイルタイプなどがお勧め

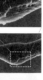

ポイント② 熱

ヘアドライヤー ドライヤーの熱に注意しましょう

髪は熱でダメージを受けます。必要以上に熱が伝わらないように、15センチから20センチほど離して使いましょう。
髪は根元から乾かします。毛先から乾かすと、根元が乾いたときには毛先が乾燥し過ぎてパサパサになってしまいます。乾かす場所の順番から、一番乾きにくい襟足、左右の耳の周りから乾かします。
また、乾かした後は最後に冷風で余熱を取ることでキューティクルが整いキレイな髪に仕上がります。

ヘアアイロン 温度と水分、時間に注意しましょう

必要以上に高温で長時間ヘアアイロンを髪に当てると髪が焦げてしまい、パサつきやヤケドの原因に、ひどいときは毛切れも起こします。
また、ヘアアイロンは乾いた髪に用います。濡れた髪が多量に残っていると熱で髪内部の水分が一気に蒸発し、髪が断裂することがあります。ヘアアイロンを当てた際に濡れた髪がジュッと音を出すことがあります。
焦げた髪はダメージを受けやすいので、設定温度は低めに、何度も同じ箇所を処理しないことが大切です。

接触部分のウロコ

高温で処理した損傷した髪

健康な髪

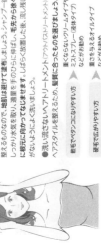

コロナ禍で増えているホームカラーでの失敗
ご自宅でカラーリングやブリーチをされるときは、使い方をよく読み、使用量や放置時間は守るようにしましょう。

図でみる髪の毛の知識　173

付録

あなたの髪・頭皮・抜け毛・白髪 お悩み Q&A

Q 頭皮のマッサージは、ハリ・コシを復活させるのに効果があるのですか？

A 頭皮のマッサージは頭皮の血行促進を改善し、髪にハリ・コシを感じさせる効果が期待できます。ハリ・コシを感じさせる健康な髪には、タンパク質、脂質、水分などを不足させずにヘアサイクルを保護することが大切です。日常生活からも頭皮を日々しっかり保護することが大切です。

Q 育毛と発毛の違いって何？

A 「育毛」とは、その名の通り、今生えている自毛をケアして、しっかりと髪に育てることです。一方「発毛」は、髪が抜けていった毛穴から新しい髪を生やし、育てる効果の期間までを言います。赤ちゃんに「育毛剤」は使用不要ですし、頭皮に疾患などがある場合、発毛を促すよりも、まず毛髪を守ること、抜け毛を防ぎます。発毛剤は、新しい毛髪を生やし、脱毛の進行を抑えます。

Q 薄毛は遺伝によるものなのですか？

薄毛の原因は遺伝や食事などの要素による場合もありますが、長時間（ヘアサイクルの乱れ）が早い人は、通常毛の場合は2年～6年の長い成長期があり、退行期、休止期に入りますが、しかし薄毛の方は成長期が数ヶ月から1年に短くなり、すぐに退行期、休止期に移ってしまいます。

発毛のサイクル
成長初期 → 成長期 → 退行期 → 休止期

Q ストレスによる髪や頭皮への影響はありますか？

A ストレスは自律神経のバランスを乱します。自律神経というのは血流もコントロールしているので、頭皮の血流が悪くなり、髪や毛根の栄養が十分に行き渡らなくなるなど、頭皮のマッサージを行うことで血行が良好になりストレスの緩和なども期待できます。

Q 白髪は黒髪にもどりますか？

A 白髪は加齢に伴う老化現象の一つです。ごくまれに白髪が黒髪に戻ったとの報告などの例もありますが、大半の白髪は、加齢に伴い色素細胞（メラノサイト）が失われているため、白髪が自然に黒髪に戻ることはほとんどありません。

白髪のメカニズム

毛球部で盛んにつくられる際に、メラニン色素が微かに含まれる。

Q 白髪の出やすい部分はありますか？また、白髪になりやすい順番はあるのでしょうか？

A 個人差はありますが、側頭部に多く、後頭部の原因が何らかの原因でつくられずに白髪となります。また、毛髪の色も変化し、白髪になります。

このメラニン色素をつくる部分が何らかの原因でつくられずに、後頭部→頭頂部→他の頭部→前頭部→ひげ全体の順に起こると言われています。

Q 毛髪診断士®って何？

A 毛髪診断士とは、毛髪診断に必要な基礎的な知識と技術を習得した、当協会理事会の認定した者です。
毛髪に関するお悩みをもつ方から相談を受けて、適切なヘアケアの仕方などをアドバイスします。

毛髪診断士のいる
サロン等はこちら→

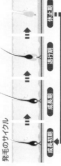

もっと詳しく知りたい方はこちら

索 引

〔数字・欧文〕

18-メチルエイコサン酸（18-MEA）
　　　10,67
AGA　121,124,130
A層　10
CMC　7,10,67
FAGA　124
IgE抗体　79
L-リジン　151
pH　12,88
TA細胞　25

〔あ行〕

亜鉛　19,58,114,118,149,154
アニオン界面活性剤　44
アミノ酸　9,13,14,19,21,117,
　　　151
アミノ酸系界面活性剤　42,82
アルカリ剤　75,92
アレルギー性接触皮膚炎（かぶれ）
　　　79,142
アレルギー反応　79
アンモニア　74,78
イオン結合　12,43,87
育毛剤　142,145
一次刺激　78
一時染毛料　87
遺伝　33,112,121,124,131,

149,160
色持ち　37,75,82,89,91
飲酒　119,132
ウィッグ　128,136
薄毛　2,16,18,27,42,109,112,
　　　124,129,135,142,149
運動　18,118,122
永久染毛剤　86
栄養　4,14,18,58,113,116,
　　　131,147,149,154
エキソキューティクル　10
エストロゲン　130
枝毛　24,54,56,57,64,68,98
塩基性染料　83,87
円形脱毛　114,126,151,158
塩結合　23
エンドキューティクル　10
押し回す　139
おしゃれ染め　90
オハグロ式　91
オルトコルテックス　9,31
温度と損傷　63

〔か行〕

海藻　154
化学処理　11,57,67,77
過酸化水素　11,78,88,93
カット　160
カップラー（調色剤）　92
かぶれ　79,142
髪の毛の成分　21
髪の毛の役割　2
かゆみ　40,78,142
カラーセーフシャンプー　82

絡まり　45,50,53,56
カルシウム　58,154
加齢　16,27,91,112,135,150,
　　　156,160
加齢変化　162
乾かし方　53
感覚器官　3
環境要因　41,58,131
還元工程　104
乾燥頭皮　40
換毛期　6,110
含硫アミノ酸　152
気温　6,17,109
季節変動　106
喫煙　119,132
ギネス世界記録　164
機能性原料　36
起泡性洗浄剤　44
休止期　4,110,121
休止期脱毛　118,121
休止期毛　117,124,139
吸収障害　113
キューティクル　7,10,14,30,
　　　41,48,52,54,56,60,65,
　　　67,71,95,97
キューティクルの損傷　65,97
切れ毛　33,54,63,65,68,98,
　　　126
空洞　9,15,51,58,61
空洞化　57,61
薬の副作用　114
ケイ素　21,47,149
血行　118,138
血行促進　118,143,147
血流量　20,118,138

毛の断面　31,86,161
毛の太さ　30,118,138,162
ケラチン　9,12,14,21,109
ケラチンの化学構造　21
抗原　79
抗原抗体反応　79
抗フケ剤　45
硬毛　16,27,30,104,122
剛毛　160
こすり洗い　51,58
コルテックス　7,11,14,25,32,
　　　61,68
コンサルテーション　39,76
コンディショニング剤　36,45
コンディショニング成分　42,75

〔さ行〕

細胞膜複合体（CMC）　7,10,67
細毛化　112
サプリメント　149
酸化工程　103
酸化染料　81,87,92
酸性染料　87
紫外線　2,70,84,106,109
色素幹細胞　16,25
色素細胞　16,25
自己免疫疾患　114,127
シスチン結合　10,22,63
システイン酸　11
脂性頭皮　40
疾患　27,114
湿度　109
市販　36,74,79,82,87
ジヒドロテストステロン（DHT）

123,129
シャンプー　36,40,44,47,50,
　　　60,65,82,87,95,97,
　　　100,106,116,136,144
縮毛　32,64
縮毛矯正　41,64,104
食生活　117
食物繊維　154
女性型脱毛（FAGA）　112,124,
　　　129,151
白髪　2,16,21,25,86,90,127,
　　　156
白髪染め（グレイカラー）　90
白髪の割合　157
白髪を抜く　156
シリコーン　36,47,69
新型コロナウイルス感染症　118
水素結合　22
睡眠不足　19,119,131
スタイリング　99,100,104,
　　　115,135
スタイリング剤　37,60,100,134
ステロイド軟膏（副腎皮質ステロ
　　イド薬）　81
ストレス　19,114,119,127,
　　　131,156
ストレートパーマ　32
生活習慣　18,116,121,131,
　　　147,149,156
成長期　4,14,110,121,124,
　　　126,139,146
成長期毛　110,139,146,152
成長促進　147
成長速度　145
切断面　160

セレン　19,149
繊維　8,14,41,56,68
染色　83,88,92
全成分表示　49,84
センターライン（正中線）　135
洗髪頻度　106,117
染料中間体　92
側鎖結合　12,22
俗説　156,160
疎水結合　22

〔た行〕

退行期　4,110,121,126,146
代謝障害　113,118
退色　70,84,91
帯電列　71
第二次性徴期　162
体毛　5,10,16,126,129,163
ダッカール　136
脱色剤・脱染剤　86
脱色力　91
脱毛　18,42,106,109,113,
　　　116,121,126,129,142,
　　　146,149
脱毛数　106
脱毛予防　116,147
男性型脱毛（AGA：Androgenetic
　　Alopecia）　112,117,121,124,
　　　129,144
男性ホルモン　113,122,124,129
タンパク質　9,12,19,21,53,57,
　　　64,86,95,97,109,113,
　　　117,127,149
チオエステル結合　11

索　引　　177

デジタルパーマ　100,103
テストステロン　122,129
鉄分　19,58,114,118,149,155
天使の輪　60
頭頂部（百会）　139
頭皮環境改善　147
頭皮水分量　109
頭皮の動きやすさ　138
頭皮のタイプ　40,50
頭皮マッサージ　138
ドライヤー　21,52,53,57,61,
　　　63,70,98,101,136

〔な行〕

軟毛　16,27,30,104,127,134
軟毛化　121
抜け毛　5,18,42,106,108,116,
　　　121,142,145
捻転毛　32
ノンシリコンシャンプー　47

〔は行〕

パーマ　24,37,41,48,57,60,
　　　63,65,67,95,97,100,
　　　103,106,115,134
パール光沢剤　45
生え際　19,118,126,134,141
波状毛　32
破断重量　63
発色　75,87,91
パッチテスト　80
発毛剤　142
パラコルテックス　9,32

バルジ領域　5,14,25
半永久染毛料　86
非イオン界面活性剤　44
ビタミン　14,19,42,58,114,
　　　118,143,150,154
皮膚のバリア機能　80,110
美容院　36,74,87,95,106
微量成分　149
敏感頭皮　40
フェオメラニン　25,88
フケ　40,53,116,142
普通頭皮　40
物理的な力（摩擦）　56
ブラッシング　5,50,56,60,65,
　　　67,71,95,98
ブリーチ　11,41,61,65,81,86,
　　　91
ヘアアイロン　32,57,61,63,70,
　　　95,99,135
ヘアカラー（酸化染毛剤）　37,41,
　　　57,65,67,78,82,86,90,
　　　95,106,134
ヘアカラーシャンプー　82
ヘアカラー毛専用シャンプー　82
ヘアサイクル　4,106,110,112,
　　　146
ヘアスタイル　95,104,135
ヘアマニキュア　81,86,90
ペプチド結合　22
坊主刈り　160
防腐剤　45,107
ボリューム　18,43,135,138
ホルモン　18,112,129,149

〔ま行〕

摩擦　41,47,50,56,61,65,67,
　　　71,97,160
摩擦試験　65
マリー・アントワネット　158
ミネラル　14,149,154
ミノキシジル　142,145
ミレットエキス　151
迷信　156,160
メデュラ　9,14,61,88
メラニン色素　9,21,25,61,87,
　　　92,127,156
毛球　4,14,126,146
毛群　27
毛周期（ヘアサイクル）　4,14,
　　　106,110,112,121,124,
　　　146,164
毛乳頭　5,14,123,147
毛髪の等電点　12
毛母　5,14,25,146
毛母細胞　4,14,20,147
毛母メラノサイト　25
モノエタノールアミン　74
もみ洗い　51,58
もみほぐす　139

〔や行〕

有色毛　158
ユウメラニン　25,88
指の腹　51,140
予洗い　50
ヨウ素　19,118,149,154

〔ら行〕

ラウレス硫酸塩　38
ラウレス硫酸系　42,82
ランチオニン　63
リタッチ（染め直し）　91
立毛筋　14,138
リフトアップ　41,67
両性界面活性剤　44,82
リンス類　38,43,52,136
連珠毛　32
露出皮膚　2
ロッド（カールロッド）　103,135

〔わ行〕

分け目　124,134,141

編者略歴

公益社団法人日本毛髪科学協会
（こうえきしゃだんほうじん　にほんもうはつかがくきょうかい）

毛髪と皮膚についての正しい知識について，広く一般の人々の理解を深めることを目的とし，1966 年 5 月，厚生大臣の認可により社団法人として設立。2011 年 4 月に内閣府認定を受け，公益社団法人に組織変更。会員の教育研修と一般の人々への普及啓発に努め，また，毛髪に関する調査研究を行っている。

執筆者略歴　（五十音順）

井上　潔（いのうえ　きよし）

公益社団法人日本理容美容教育センター香粧品化学教科書編纂委員会委員，同教員資格認定講習会香粧品化学試験委員長などに就任。化粧品メーカーにて品質管理，研究開発，薬事管理に従事すると共に，業界団体活動に従事。日本ヘアカラー工業会技術委員長（1999 年～ 2001 年），日本パーマネントウェーブ液工業組合技術委員長（2001 年～ 2018 年）を歴任。現在，化粧品メーカー品質保証部門顧問を兼務。

木嶋　敬二（きじま　けいじ）

1959 年富山大学薬学専攻科（薬化学）修了，1963 年～ 1996 年国立衛生試験所（現国立医薬品食品衛生研究所），1973 年薬学博士（東京大学から取得），1976 年南カルフォルニア大学（米国）留学（博士研究員），1994 年日本香粧品科学会会頭。1996 年～現 一般社団法人日本医薬品添加剤協会事務局長を経て専務理事，2011 年より公益社団法人日本毛髪科学協会理事長。

中谷　靖章（なかたに　やすあき）

美容メーカーの研究開発やマーケティングを経て，2017 年株式会社イングラボ創立。サロンや企業のサポート，お客様が笑顔になるプロダクツの研究開発を行う傍ら，セミナー活動も展開。2023 年より公益社団法人日本毛髪科学協会理事。

山内　力（やまうち　ちから）

博士（生命科学）。公益社団法人日本毛髪科学協会特命研究員。化粧品メーカーにて化粧品開発，知財，品質管理，海外事業を経て，現在は主に社外活動に従事。JAIST 研究員（1999 年～ 2001 年），東洋大学講師（2019 年～ 2023 年），セントラルビューティストカレッジ講師，日本美容専門学校講師も兼任，モバイルラボ HC（2025 年～）。

みんなが知りたいシリーズ㉒

髪の毛の疑問 50

定価はカバーに表示してあります。

2024 年 12 月 18 日　初版発行

編　者　　公益社団法人日本毛髪科学協会
発行者　　小川　啓人
印　刷　　三和印刷株式会社
製　本　　東京美術紙工協業組合

発行所　㈱ 成山堂書店

〒 160-0012 東京都新宿区南元町 4 番 51 成山堂ビル

TEL：03（3357）5861　　FAX：03（3357）5867
URL　https://www.seizando.co.jp

落丁・乱丁本はお取り換えいたしますので, 小社営業チーム宛にお送りください。

© 2024 Japan Hair Science Association
Printed in Japan

ISBN978-4-425-98451-0

ソボクなギモンにこの1冊！
「みんなが知りたい」シリーズ ①〜㉒

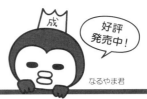
好評発売中！
なるやま君

シリーズ総計 **1108** の疑問に解答　充実のラインナップ！

放射能に関する専門家が、その基礎知識、福島第一原発の事故が漁業や水産物に与えた影響などについて、わかりやすく解説。

みんなが知りたいシリーズ㉑
海洋生物と放射能の疑問 50
公益財団法人海洋生物環境研究所　編
四六判・1,980 円

プラネタリウムの変遷や、魅力、楽しみ方などを、プラネタリウム製造会社社員やプラネタリウム解説員がわかりやすく紹介。

みんなが知りたいシリーズ⑳
プラネタリウムの疑問 50
五藤光学研究所　編
四六判・1,980 円

貝に魅了され、貝中心の生活を送る多くの執筆者が、あなたに伝えたい貝の魅力を50のQ&Aで解説。「貝ワールド」へようこそ。

みんなが知りたいシリーズ⑲
貝の疑問 50
日本貝類学会　編
四六判・1,980 円

再生可能エネルギーの中で安定した発電が可能な地熱エネルギー。地質・水理から温泉・環境への影響に至るまでわかりやすく解説。

みんなが知りたいシリーズ⑱
地熱エネルギーの疑問 50
日本地熱学会　編
四六判・1,980 円

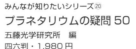
近年、発生頻度の高くなっている土砂災害のほか、地震や津波・火山噴火など地質災害の仕組み・種類・原因・対策についても解説。

みんなが知りたいシリーズ⑰
土砂災害の疑問 55
一般社団法人 日本応用地質学会
災害地質研究部会　編
四六判・1,980 円

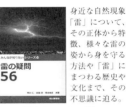
身近な自然現象「雷」について、その正体から特徴、様々な雷の姿から身を守る方法や「雷」にまつわる歴史や文化まで、その不思議に迫る。

みんなが知りたいシリーズ⑯
雷の疑問 56
鴨川仁・吉田智・森本健志　共著
四六判・1,980 円

ふつうに食べている"魚"は無限の資源ではない。"魚"をサスティナブルに利用するために、今知っておくべきことって何だろう？

みんなが知りたいシリーズ⑮
魚の疑問 50
高橋正征　著
四六判・1,980 円

見えないところで大活躍!?乳酸菌の謎と不思議に迫る50のクエスチョン、乳酸菌をよく知りワンランク上の腸活を目指せ！

みんなが知りたいシリーズ⑭
乳酸菌の疑問 50
日本乳酸菌学会　編
四六判・1,980 円

湖や川の水と何かが違う!?地下水・湧水の不思議に迫る、50のクエスチョンと10のトピックス！

みんなが知りたいシリーズ⑬
地下水・湧水の疑問 50
日本地下水学会　編
四六判・1,980 円

■定価は税込　　　　　　　　　　　　　　■総合図書目録無料進呈